面部填充治疗学

MIANBU TIANCHONG ZHILIAO XUE

朱崇涛　杨蔚琪　李晓鹭　主编

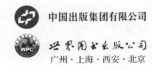

中国出版集团有限公司

世界图书出版公司

广州·上海·西安·北京

图书在版编目（CIP）数据

面部填充治疗学/朱崇涛，杨蔚琪，李晓鹭主编. —
广州：世界图书出版广东有限公司，2023. 11
ISBN 978-7-5232-0941-7

Ⅰ.①面… Ⅱ.①朱… ②杨… ③李… Ⅲ.①面—整
形外科手术 Ⅳ.①R622

中国国家版本馆CIP数据核字（2023）第221181号

书　　名	面部填充治疗学 MIANBU TIANCHONG ZHILIAO XUE
主　　编	朱崇涛　杨蔚琪　李晓鹭
责任编辑	曹桔方
装帧设计	书窗设计
责任技编	刘上锦
出版发行	世界图书出版有限公司　世界图书出版广东有限公司
地　　址	广州市海珠区新港西路大江冲25号
邮　　编	510300
电　　话	020-84460408
网　　址	http://www.gdst.com.cn
邮　　箱	wpc_gdst@163.com
经　　销	各地新华书店
印　　刷	广州市迪桦彩印有限公司
开　　本	710 mm×1000 mm　1/16
印　　张	10.25
字　　数	176千字
版　　次	2023年11月第1版　2023年11月第1次印刷
国际书号	ISBN 978-7-5232-0941-7
定　　价	60.00元

编委会

田昕芮　云南华美美莱美容医院

计世凤　云南华美美莱美容医院

陈思锦　云南省曲靖市第二人民医院

曹　兰　昆明市延安医院

林艳红　吉林省通化市辉南县人民医院

王　琳　云南省第一人民医院

吴一菲　云南省第一人民医院

金以超　云南省第一人民医院

王支琼　云南省第一人民医院

高　飞　云南省第一人民医院

王晓川　云南省第一人民医院

邹丹丹　云南省第一人民医院

陈　媛　云南省第一人民医院

徐良恒　云南省第一人民医院

陶思铮　云南省第一人民医院

毕　鑫　云南省第一人民医院

关　真　云南省第一人民医院

许　佳　云南省第一人民医院

薛　琴　云南省第一人民医院

童译菠　云南省第一人民医院

前　言

随着生活质量的提高和审美意识的增强，人们对保持年轻和美丽的追求越来越强烈。面部，作为人体最重要的展现美的部位，其年轻状态不仅让人们看起来更加活力四溢，同时也带来了积极、阳光的心理影响。然而，面部衰老是自然规律的一部分，它涉及多层面的复杂机制，包括皮肤松弛、组织萎缩、肌肉韧带结构改变等。为此，我们需要全面地理解和掌握这些机制，以开发出更有效的抗衰老疗法。面部美容不仅关乎美的追求，也涉及对健康、人文、科技的理解与实践。这一点，使得美容科学成为一个综合性极强的学科。为了给读者提供一个全面且深入的面部填充治疗指南，我有幸与一批专业领域的同仁共同编写了本书。

本书从基础出发，力求系统、全面。首章"面部解剖基础"是理解面部填充治疗的基石。我们通过阐述面部的解剖分层概念，描绘出面部结构的层次和复杂性。紧接着，我们对面部的脂肪与 SMAS 筋膜，面颈部的支持韧带、肌肉、神经和血管分布进行了详尽的探讨。这些基础知识为理解面部衰老及其治疗提供了必要的理论支持。

接下来，我们逐步深入到面部衰老的核心——面部衰老机制的研究。第二章"面部衰老机制"讲述了硬组织、软组织和韧带的衰老机制，让读者了解到面部衰老并非仅仅表面现象，而是一种深层的生物过程，涉及多个组织结构和生理机制的变化。只有详尽地了解面部衰老的机制，才可以准确地选择合适的治疗方案。

第三章"面部填充材料"则深入到了治疗实践的核心。这里，我们详细介绍了透明质酸、童颜针、自体脂肪、胶原蛋白和干细胞等多种填充材料的性质、作用机制及应用情况。这些材料都是当前抗衰老治疗的重要工具，理解它们的特性、适用条件和禁忌证，对实施有效、安全的面部填充治疗至关重要。

　　第四章"面部填充治疗基本操作"则是对实际操作的全面指导。从注射前的准备到基本的注射操作，再到锐针与钝针注射的特点及适用部位，我们尽可能全面详实地给出了操作指南。同时，我们也对注射后的护理和可能出现的并发症进行了阐述，以提高治疗的安全性和有效性。

　　而在第五章"面部填充治疗临床操作"中，我们更进一步地讲解了具体的临床操作技巧。针对面部的上、中、下三部分，我们分别给出了具体的操作建议和技巧，以帮助临床医生更精确、更安全地进行面部填充治疗。

　　总的来说，这本书试图全面、深入地解析面部填充治疗的理论和实践，为广大从事或关心这个领域的读者提供一部权威的指导书。通过这本书，我们希望读者能更全面地理解面部衰老的机制，掌握面部填充治疗的技术，为广大患者提供更有效、更安全的面部抗衰老治疗服务。编写时，我们邀请了各个领域的专家共同参与，也参考了大量的资料，但由于知识的更新速度快，加之编写水平有限，如有不妥之处，敬请各位专家、同行提出宝贵意见和建议。

朱崇涛

目　录

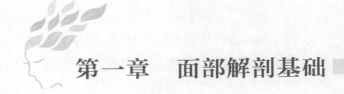

第一章　面部解剖基础

第一节　面部解剖分层概念

一、基础美学术语

（一）面部皱纹和皮肤褶皱

1. 面部皱纹：皱纹是面部反复运动及表情变化，导致皮肤和肌肉纤维的弹性缺失，使皮肤结构的完整性发生变化而形成的深或浅的折痕，浅的折痕常被称为皱纹或线，深的折痕常被称为切迹或沟壑皮肤褶皱。

2. 皮肤褶皱：是由皮肤松垂、张力缺失以及重力作用下拉所致，代表性的皮肤褶皱有鼻唇沟、下颌沟等下睑袋（眼袋）。下睑袋是下睑区皮肤、眼轮匝肌以及其他软组织松弛，导致眶隔内脂肪组织疝出下垂所致，要与眼轮匝肌收缩形成的卧蚕相区分。上睑皮肤松垂是由上睑皮肤、皮下组织及肌肉的松弛、下垂所致。

（二）美学术语基本概念

（1）鼻背纹（小兔纹）：鼻背纹是由提上唇鼻翼肌和眼轮匝肌内侧带收缩时，出现在鼻梁两侧斜向走行的皱纹，因形似兔耳，故得名"小兔纹"。

（2）口角纹：口角纹是口角两侧的垂直短纹，严重的可延伸至口周。

（3）鱼尾纹（眼角纹）：鱼尾纹较浅，位于双眼外侧，由眼轮匝肌收缩形成。

（4）卧蚕（眼苔）：卧蚕是由下眼睑缘眼轮匝肌局部肥厚所形成的条状凸起，微笑时会更加明显。

（5）额纹：额纹是横跨整个额部的额肌分布区的水平皱纹。

（6）眉间纹：眉间纹是沿着眉间区垂直走行的皱纹，由皱眉肌收缩而形成。

（7）眉间横纹：眉间横纹是位于鼻根部、眉水平线下方的横纹，由降眉肌、降眉间肌的收缩而形成。

（8）颈阔肌条索（火鸡颈）：颈阔肌条索是位于双侧颈前部和颏下区垂直走行的皮肤带，由于颈阔肌内侧缘松弛而形成。

（9）颈横纹：颈横纹是颈前区的水平皮肤褶皱，是由颈阔肌的肌纤维和下垂的颈部皮肤共同作用形成的。

（10）上唇横纹：上唇横纹是位于上唇人中处的 1 ～ 2 条横向皱纹。

（11）下颌软组织松垂（下颌下垂，双下巴）：下颌软组织松垂是由下颌缘皮肤松弛，脂肪组织突出、下垂所造成的，有时在下颌沟前缘处，可以看到下颌支持韧带的存在，下颌软组织松垂也是木偶纹的成因之一。

（12）口角联合：口角联合是上下唇连接的区域，其连接点称为"口角"。

（13）唇下颌沟：唇下颌沟是源于嘴角下方、下颌边缘的褶皱，可随着年龄的增长而愈加明显。降口角肌限定了唇下颌沟的内、外侧边界，下颌支持韧带附着于此，使唇下颌沟更靠前部和内侧。

（14）木偶纹：木偶纹是一条较长的、垂直于口角向下的皱纹，双侧对称分布，其形成与年龄有关，具体原因尚未完全明了。脂肪组织较少的人比脂肪组织多的人更明显。在韩国，这条皱纹也常被称为"失望纹"。木偶纹形成不完全是面部表情肌收缩所致，一方面，是因为下颌支持韧带内外侧组织容量不一致，因此，做面部填充治疗时可于木偶纹内侧进行适量填充，以改善组织容量；另一方面，是因为降口角肌和颈阔肌牵拉，通过降低上述肌肉的活动可改善木偶纹。

（15）颏唇纹（丁唇沟）：颏唇纹是位于下唇和下颏之间的一条或多条水平皱纹，位于口轮匝肌和颏肌之间，较深的形成沟壑，亦被称为"颏唇沟"。

（16）泪沟（眶鼻沟，鼻睑沟）：泪沟是起自内眦，沿眶下缘走行的沟壑。随着年龄的增长，由于覆盖这个区域的软组织（皮肤、肌肉和脂肪）紧缩，眶缘的下部和内侧会下垂。由于眼轮匝肌支持韧带内侧部和眼轮匝肌内侧带纤维附着于皮肤方式的不同，泪沟可有多种外观形态。

（17）鼻额沟：鼻额沟位于下睑与面颊之间的边界，沿内眦斜向下走行，与眼轮匝肌下边界一致，在眼轮匝肌内侧肌带处变得明显，严重的鼻额沟可向下延伸并与中面部沟相连。

（18）中面部沟（印第安纹）：中面部沟是一条斜向外下方形成的皱纹（或沟），多数人双侧同时出现，少数人只有单侧出现，是从鼻侧的鼻额沟延伸到前颊上方或面颊下部的皱纹（或沟）。中面部沟沿着颧骨下缘形成，与颧皮肤韧带（泪槽韧带和颧颊韧带）密切相关，与该韧带的皮肤止点在同一高度。随着年龄的增长，颧皮肤韧带上方的组织进一步松弛且下垂，沟壑外观可不断加重。

（19）鼻唇沟（法令纹）：鼻唇沟始于鼻翼外侧，于上唇和面颊之间斜向下走行。随着年龄的增长，前颊部皮肤及皮下脂肪组织逐渐下垂，但由于筋膜肌韧带（颊上颌韧带）紧密附着，提上唇肌以及颧大肌在鼻唇沟皮肤的止点处被束缚，前颊部脂肪组织不能下垂到鼻唇沟内侧，故鼻唇沟会进一步加重并向下延伸。

（20）睑颊沟：睑颊沟位于下眼睑和颧骨之间的边界、卧蚕下方的凹陷，部分泪沟凹陷严重的患者睑颊沟会与泪沟相延续。

（21）耳前纹：是靠近耳屏、耳垂、耳前区的几条垂直走行的皱纹。

（22）颞部凹陷：颞部凹陷是由于随着年龄的增长，颞部软组织的体积逐渐减少而形成的凹陷，同时骨性结构显得更加明显。

（23）唇纹：随着年龄的增长、牙齿的缺失、牙槽骨的吸收、口周肌肉和唇部萎缩，沿唇缘可出现垂直唇纹。

二、面部软组织分层

面部解剖分层主要分为皮肤、皮下组织、SMAS（表浅肌肉腱膜系统）、面部间隙、骨膜或筋膜。面部皮肤及皮下组织与身体其他部位的结构基本相同，但面部皮肤血管分布密集，血运丰富，有利于创口愈合。面部皮下组织疏松，皮肤易伸展移动，有利于缝合及进行整形手术，但是位于颊部和鼻翼部的皮肤与皮下组织结合紧密，不易分离。SMAS即表浅肌肉腱膜系统（superficial masculo aponeurotic system，SMAS），Morales 在 1991 年将 SMAS 的概念延伸到整个颅面颈部，把 SMAS 分为 5 个区域，这个概念的提出，将面颈部整形美容手术，尤其是面颈部除皱提升手术置于正确的解剖学基础上，具有重要的理论和实用价值。

我们如果将面部软组织结构比作洋葱，就会对它有个比较好的理解。面部软组织是由不同层次软组织薄片呈同心板层状排列而成。从浅层到深层，这些层次包括皮肤、浅层脂肪、SMAS、表情肌、间质深层脂肪、深筋膜以及含有面神经、腮腺导管和颊脂肪垫的层面。如果我们采用除皱术的通常入路，做面颈部从浅到深的解剖，面部解剖关系可以被很好地理解。

（一）皮肤

皮肤由表皮、真皮、皮下组织以及附属器构成，是人体最大的器官。成人皮肤平均面积约 1.5 m²，占体重的 16%。根据真皮结缔组织的纤维排列方向，皮肤具有一定方向的张力（Langers 线），又叫"皮肤切线"，其对皱纹的形成、皮肤切口和注射方向的选择有重要的参考意义正常人皮肤厚度随年龄、性别和部位的不同而有所不同。据 Soothwood 测量表明，人体皮肤厚度为 0.3～3.8 mm，平均厚 1 mm。女性皮肤比男性薄。眼睑皮肤最薄，约 0.3 mm，足底皮肤最厚，特别是表皮层达 1.5 mm。皮肤的厚薄通常随表皮的厚度而变化，但在大腿、背部，真皮要比表皮厚许多倍。不同人种的肤色取头于皮肤的黑色素和胡萝卜素含量；同一人种个体肤色深浅的变化，与遗传、生活环境、营养、职业等因素有关。

1. 表皮层

（1）从浅到深的层次。①角质层：表皮最外层的组织部分，是皮肤的保护层，当角质层变薄时，皮肤易出现敏感、过敏、红血丝色斑等，保护角质层健康最好用温和的清洁产品进行清洁，以免过度清洁对皮肤造成损害；②透明层：常见于手足部皮肤较厚的部位，可以起到防护、缓冲、减少摩擦等作用；③颗粒层：有防水的作用，对紫外线也有一定的抵抗功能；棘细胞层：主要连接基底层与表皮层，能保存水分、吸收营养成分、保持皮肤弹性；④基底层：表皮层的最底层，存在增殖、分化潜能的表皮干细胞，能够起到再生修复的作用。

（2）面部不同区域的皮肤厚度并不相同，上睑、下睑、眉间区、鼻部的皮肤相对较薄，颊部及颏部的皮肤相对较厚。在皮肤较薄的区域进行注射填充时，应更谨慎地进行操作，尽量避免注射到浅层。除考虑到皮肤的厚度之外，还应考虑到皮肤的弹性及皮下的内部空间除耳郭和鼻翼（这两处皮下即是软骨）之外，由于疏松结缔组织层的存在，面部皮肤可有较大的移动度。

（3）在表皮层中除角质形成细胞之外，尚分布着黑色素细胞、朗格汉斯细胞（Langerhans cell，Lc）及麦克尔细胞（Merkels cell）。Lc属于单核–吞噬细胞系统，来源于骨髓，分布于棘细胞层。在其表面有Fe–IgG和C3受体及IA抗体阳性，提示Lc参与免疫排斥反应。麦克尔细胞仅在电镜下才能见到，多出现于成人指端、甲床、唇、齿龈等处，位于基底细胞层，常与神经末梢构成复合体，称为Merkel's触觉盘，是接触感受器。

（4）表皮和真皮之间是呈波浪状界面的基底膜，把两者紧密连接起来。基底膜为一层富有微孔的半透膜，营养物质、氧气及神经末梢均可从此通过并进入表皮。

2. 真皮层

（1）真皮含有胶原纤维、弹力纤维，有修复、产生胶原蛋白等功能，受损后较难修复，真皮层受损后会刺激I型胶原再生，是皮肤瘢痕形成的重要原因，因此真皮层也是日常护肤中比较重要的皮肤组织。

（2）真皮位于表皮和皮下组织之间，含有胶原、网状、弹力3种纤维和皮肤附属器。从组织结构上来看，可分为上部的乳突层和下部的网状层。①乳突层真皮向表皮内指状伸入，与下伸的表皮脚相互犬牙交错，成一形态和功能单位，即为乳突层。乳突层中胶原纤维较细且疏松，向各个方向分布。该层富含毛细血管网、淋巴网和神经末梢感受器。取皮至该层时，出血点似针尖样细小，愈合后不留或留下浅表瘢痕。②网状层组织致密，胶原纤维粗而密，交织成网，外绕弹力纤维及网状纤维，平行于皮面排列。这些坚韧组织结构，增强了皮肤的屏障作用。该层血管较少，但口径较乳突层粗，出血点呈斑点状。有学者认为，该层损伤愈合后瘢痕明显。在真皮中分布着能合成胶原组织的成纤维细胞，以及有游走吞噬作用的组织细胞、肥大细胞等。

3. 皮下组织层

（1）皮下组织来源于中胚层，主要由疏松结缔组织和脂肪小叶构成。胶原纤维束形成小梁，将脂肪组织分隔成小叶，纤维梁中富有血管、纤维、神经、淋巴管等。汗腺、毛囊也可见于此层。皮下脂肪的厚度随性别、年龄、部位及营养状况而异。脂肪组织的柔性及疏松结缔组织赋予了皮肤在此层的滑动性。但在人体项部、足底、手掌等部，纤维小梁向真皮及筋膜延伸，因连接紧密而使这些部位滑动性较小。皮下脂肪不仅有隔热和缓冲外力的作用，而且也是人体营养储藏所在。当碳水化合物不足时，可由脂肪组织氧化来供应体能。

（2）皮下组织上接真皮，下与筋膜、肌肉腱膜或骨膜相连，是介于皮肤与深部组织之间的一层组织。皮下组织的厚度会因为个体、年龄、性别、部位、营养、疾病等因素的影响而有较大的差别，一般以腹部和臀部最厚，脂肪组织丰富。眼睑、手背、足背和阴茎处最薄，不含脂肪组织。

（3）面颈部皮下脂肪被浅筋膜或 SMAS 分为浅层和深层。此处的浅筋膜在颞区和前额又可称为颞浅筋膜和帽状腱膜，在面中部和颈部则称为 SMAS 筋膜。SMAS 筋膜在面中部和颞部分开包绕大部分面中部肌肉组织和颈阔肌。尸体解剖显示位于 SMAS 筋膜浅层的脂肪主要以小的黄色小叶的形式，被连接 SMAS 与真皮的呈巢状的纤维结缔组织间隔所紧密包裹。

（4）SMAS 深层的脂肪并不丰富，约占面部总脂肪量的44%。与浅层脂肪不同的是，深层脂肪并不连续，并且以较大的白色脂肪小叶的形式分布，其间有少量细薄的纤维隔分隔，位于颞部、眼周、颊前部、颊中部和颏下区域的深层脂肪密度较高。颞区深层脂肪垫由颞浅脂肪垫和 Bichat 脂肪垫的颞深延伸部组成。眼周深层脂肪垫由眶隔深面的眶周脂肪垫和下睑眼轮匝肌下脂肪（SOOF）组成。SOOF 位于眼轮匝肌深面，骨膜浅面，覆盖颧骨体的下部。眶隔将眶周脂肪垫与 SOOF 隔开。颊部深层脂肪垫在颊前区较为致密并散布于面部表情肌纤维之间。在颊中区深层脂肪垫由 Bichat 脂肪垫的颊部和咽部延伸部组成。在颈部，位于颏部下方的颈阔肌下脂肪垫较为致密，占颈部总脂肪量35%。额部、颞部以上、颊部外侧、颈中部和颈外侧部区域深层脂肪量较少。失去了浅层脂肪与深层脂肪的脸像僵尸的脸。

（5）脂肪及其携带者——面颈部浅筋膜，构成了面部基础轮廓。虽然骨、肌肉和皮肤也是重要的组成部分，但脂肪和浅筋膜是构成面部轮廓的必要条件。因服用人类免疫缺陷病毒（HIV）蛋白酶抑制剂而继发面部脂肪萎缩的病人，可充分说明这一事实。在这些病人中，面部皮下脂肪萎缩的程度轻重不等，有时可以导致面部轮廓几乎完全塌陷。尸体解剖证明80%的面颈部脂肪位于下颌缘以上，仅20%位于下颌缘与颈部之间。面孔的美丽与否以及每个人独特的外貌特征，很大程度上取决于决定面部大小与轮廓的脂肪。

4. 附属器

（1）毛发：由毛囊长出。人体95%的体表有毛分布，但各部位长短、粗细、疏密不一。通常将毛发分为头发、腋毛和阴毛、眉睫毛和鼻毛、毳毛等

4种，毳毛分布最广。毛发末端呈球状扩张，称为毛球；毛球的下端有一小团间叶组织突出，称为毛乳头，内有增殖能力很强的毛母细胞。头皮、背部、四肢伸面的皮肤较厚，毛球深达皮下层。所有毛发都有生长、脱落并被新毛所替代的周期性。头发平均生长期约为2000天，休息期为100天，健康人每天脱落头发一般不超过100根。

（2）皮脂腺：星分叶泡状腺体，几乎凡有毛囊之处必有皮脂腺，两者构成毛发 – 皮脂腺单位，皮脂腺开口于毛囊上、中交界处。头皮、面颊皮脂腺分布较密集，为400～900个 / 厘米，分泌皮脂也最旺盛，是痤疮和皮脂囊肿的好发部位。

（3）汗腺：是单管状腺，有大、小汗腺之分，平均分布密度为100个 / 厘米，其分泌部呈星蟠管状，位于真皮下1/3或皮下层，导管开口于皮面。小汗腺分布于全身各处，分泌含有各种电解质的低渗汗液（如0.25%NaCl）。大汗腺在人体已退化，仅分布于腋、外阴及趾蹼等处，除汗液外，尚含有蛋白质、糖和脂肪酸，汗液被皮肤表面细菌分解成饱和脂肪酸后，形成特殊臭味。

（4）指（趾）甲：位于指（趾）甲末端，有保护指（趾）端的作用并有精细触觉，指（趾）甲终身生长不停，平均每周增长0.5～1.2 mm。甲床的血供丰富，尚有能调节微细血管舒缩的球体分布，是观察人体微循环情况的窗口之一。

5. 皮肤的生理功能

人体的皮肤与其他器官和组织一样，具有相应的功能，参与全身的功能活动，以维持机体和外界环境的对立统一，维持人体的健康。

（1）屏障作用：皮肤对机械性、物理性、化学性及生物性刺激有保护作用。表皮角质层柔软而致密，真皮中胶原纤维和弹力纤维的抗拉性及皮下脂肪的软垫作用，可减轻外界的冲击。角质层表面有一层脂质膜，能防止皮肤水分过度蒸发，阻止外界水分进入皮肤，并能防止化学物质的渗透。角质层、棘细胞、基底层细胞和黑色素细胞可吸收紫外线，从而使人体减少紫外线的损伤。皮肤表面偏酸性，不利于细菌在其表面生长繁殖。

（2）感觉作用：皮肤中有极丰富的神经纤维网及各种神经末梢，可将外界刺激引起的神经冲动，通过周围神经、脊髓神经后根神经节（或三叉神经感觉神经节）、脊髓丘脑前束（触及压觉）和脊髓丘脑侧束（痛及温度觉），传至大脑皮层中央后会产生感觉。皮肤除了感受触、压、痛及温度等单一感觉外，还可感受许多复合感觉，如干、湿、光滑、粗糙、坚硬、柔软等，使机体能够感受外界的多种变化，以避免机械、物理及化学性损伤。

（3）调节体温作用：皮肤对保持正常体温，以维持机体的正常功能起到重要作用，当外界温度或某些疾病使体温发生变化时，皮肤和内脏的温度感受器产生的神经冲动，及血液温度的变化作用于下丘脑的温度调节中枢，然后通过交感神经中枢控制血管的收缩和扩张，即可发生调节体温的作用。体表热量的散发，受皮肤表面热的辐射、汗的蒸发以及皮肤周围空气对流和热传导的影响。汗液的蒸发可带走较多热量，故对调节体温有重要作用。

（4）吸收作用：皮肤主要通过表皮和附属器发挥吸收作用。角质层在体表形成完整的半透膜，可吸收物质通过该层进入真皮。正常皮肤可吸收少量水，及单纯水溶性物质，如维生素C、维生素B等，葡萄糖、蔗糖等不吸收，电解质吸收不显著，但少量阳离子如汞、钠等，可通过角质层细胞间隙进入人体内。脂溶性物质，如维生素A、维生素D、维生素K，及睾酮、孕酮、雌激素、皮质类固醇激素等，可经毛囊、皮脂腺吸收，汗腺的吸收作用甚微。

皮肤的吸收作用受多种因素影响：①全身及皮肤状况。婴儿和老年人吸收能力比青壮年强；角质层薄，富有毛囊、皮脂腺、真皮下血管网的部位较其他部位吸收力强。②理化性质。透入物质的浓度、电解质离解读及分子量等理化性质。③外界因素。皮肤温度高，皮肤血管扩张，血流加快，则透入物质的弥散速度加快。药物或化妆品剂型亦可影响皮肤的吸收作用，通常粉剂、水溶液很难吸收，霜剂可以吸收少量药物，膏剂可促进药物吸收，有机溶剂（如二甲基亚砜、乙醚等）可增加皮肤渗透性吸收。

（5）分泌和排泄作用：正常皮肤有一定的分泌和排泄功能，主要通过汗腺及皮脂腺来进行。前者排泄汗液；后者分泌皮脂，形成表皮脂质膜，可润滑毛发、皮肤。

（二）SMAS层及面部筋膜

SMAS层的解剖和它在面部美容外科中的应用已有广泛的研究。最初的概念是SMAS是走行于真皮深层和面运动神经浅层的纤维肌性组织，延伸范围从颞肌浅层到颈阔肌下层。SMAS实际上包含几个层次，它分开包绕浅层表情肌。面神经在SMAS外周深部走行，并穿过SMAS中央而支配面部肌肉。虽然我们的许多认识仍在不断地改变，但在对面颈部的关键组成部分——皮肤、浅层脂肪和颈阔肌进行安全除皱手术时，SMAS仍是我们最好的外科标记。

（1）在腮腺咬肌区 SMAS 最厚且均匀一致，并附着于腮腺鞘（腮腺浅筋膜）。在前颊部 SMAS 最薄且非常不连续。在额部的颞顶区和头皮区 SMAS 非常厚，颞顶区的 SMAS 又被称为颞浅筋膜，头皮区的 SMAS 被称为帽状腱膜。在面部的其他区域 SMAS 较薄且厚度变化不等。SMAS 作为一种外科标记在面颈部脂肪和皮下组织提升方面有其特殊意义，在功能上 SMAS 还起到传递和放大面部肌肉活动的作用。这些功能主要通过 SMAS 与面部几乎所有组分——皮肤、脂肪、肌肉、骨膜和黏膜之间的网状联系来完成。

（2）SMAS 的浅层覆盖于整个面颈部。这层也是 SMAS 提升的通常入路。在颧弓以上 SMAS 浅层比较完整，称为颞浅筋膜。颞浅筋膜的外科意义在于面神经颞支跨过颧弓中区的浅面，并在此筋膜的下层横穿颞区。面神经颞支多数情况下不止一支，横穿颞部支配额肌、皱眉肌、降眉间肌和降眉上肌。颞浅动脉的额支在颞浅筋膜内的神经上方平行走行。在颧弓下方，SMAS 浅层形成浅筋膜覆盖眼轮匝肌、颧大肌颧小肌和颈阔肌。SMAS 以其浅、深二层覆盖这些肌肉。真性支持韧带通过交错连接的 SMAS 筋膜对面部皮下组织提供主要支持。这些韧带在几个关键部位维系着面部真皮与骨膜之间的联系。真性支持韧带在 SMAS 覆盖 McGregor 片段的区域最为明显，此区域位于前部颧弓的下缘和颧小肌起点后面的颧骨体处。假性支持韧带是面部浅、深筋膜的联合者，为颊部提供次要的较为薄弱的支持系统。假性支持韧带将浅层 SMAS 固定于深层筋膜上，并通过将 SMAS 连接到浅层脂肪和真皮。假性支持系统在鼻唇沟外侧 1～2 cm 的颊前部——颊上颌悬韧带处最为致密。这种如篱笆状排列的假性支持韧带，有助于解释面部几乎普遍存在的鼻唇沟外貌（图 1-1、1-2）。

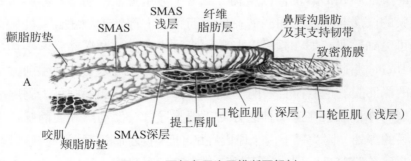

图1-1　面部鼻唇沟区横断面解剖

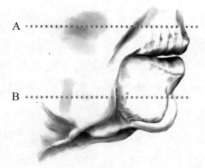

图1-2 鼻唇沟外观

（3）在解剖皮肤、浅层脂肪和浅层SMAS筋膜以后，显露SMAS下层解剖构造。因为面神经颞支从颧弓中部到其额肌内止点走行于颞浅筋膜内，所以颞支主干在行SMAS筋膜下层解剖时可以完好地保留在面部皮瓣中。颧弓以上颞浅筋膜作为皮瓣掀起以后，则暴露颞深筋膜浅层。如在颞深筋膜浅层的下部做一小切口，可以暴露浅层颞脂肪垫。沿眶上外侧的前额缝可见眶支持韧带。眶支持韧带属面上、中部的真性支持韧带。颧弓以下可见眼轮匝肌、颧大肌、颧小肌和颈阔肌的浅层。这些面部表情肌均由其深方的面神经分支支配。耳的前方和下方可见腮腺的体部和尾部。SMAS筋膜与腮腺包膜连接紧密，因此，在此区相对加厚。面中部有数个假性支持韧带——位于下颌角的厚片状的颈阔肌耳悬韧带和沿咬肌前缘成篱笆桩样排列的咬肌皮肤悬韧带。在颊前部下方颊下浅层脂肪垫的前方是下颌支持韧带，此韧带短而粗壮，属真性支持韧带，在下颌骨体前三分之一下颌缘上1 cm处，维系着皮肤与骨膜的联系。颈阔肌宽大的包膜从下颌角斜行跨过面中部，走行入口周浅层肌肉包括笑肌的几个肌束和降口角肌。颈阔肌的厚度、大小和分布有较大差异。

（4）解剖完皮肤、浅层脂肪、SMAS筋膜和浅层表情肌以后，显示表情肌下方的解剖和SMAS的深处结构。颧弓上方可见颞脂肪垫。颞脂肪垫位于颞深筋膜的浅层与深层之间。如在颞深筋膜的上部靠近颞融合线处做一小切口，则可见到颞肌。如在颧弓以上和颞脂肪垫前方的颞深筋膜做小切口，则可见到Bichat脂肪垫的颞部组分或颞深脂肪垫。颧弓以下和腮腺前方可见覆盖咬肌的深筋膜。这层薄且透明的SMAS深层延续到面部则称为腮腺咬肌筋膜。此层的外科意义在于面神经分支、腮腺导管、面动脉和面静脉位于腮腺咬肌筋膜的深处。因为以下两个原因在解剖腮腺咬肌筋膜浅层时应特别小心：①腮腺咬肌筋膜薄且脆弱；②面神经分支穿过腮腺咬肌筋膜内侧，于更加浅表处支配浅层表情肌。深筋膜下方和咬肌前方有 Bichat 颊脂肪垫的颊部。对于颊部脂肪较多的病人，在做除皱手术时，轻轻牵拉可很容易地将颊脂肪垫拉出。前部可见颌上颌支持韧带，它与上部颊黏膜和覆盖颧上颌缝的骨膜连接。面中上部眼轮匝肌下方是 SOOF。SOOF 位于眶缘下方，并通过薄的眶、颧间隔与眶脂肪垫分离。SOOF 是形成颧袋的主要因素，颧袋出现在下眼袋的下侧（图 1-3、1-4）。

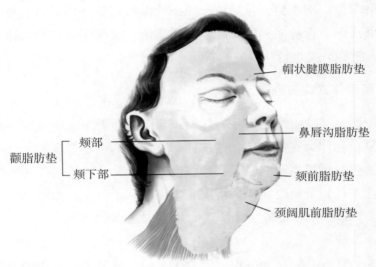

图1-3　面部浅层脂肪

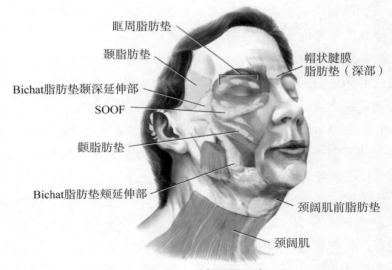

图1-4　面部深层脂肪

（5）解剖皮肤、浅层脂肪、SMAS 浅层、浅层表情肌和 SMAS 深层以后，可暴露面部深层结构和面神经。在颧弓以上可见颊肌和 Bichat 脂肪垫颞部组分。在眶外侧壁和颧弓之后可见颞深脂肪垫的主体。在颧弓中部下方可见面神经颞支穿越 SMAS 深层。颞支远端位于面部皮瓣的颞浅筋膜内。面神经颞支的主干在颧弓以上横穿颞区走行在颞浅筋膜之内，所以面神经颞支在此区内容易受到损伤。没有面神经的安全解剖区域是前部颧弓和颧骨体的下方。此层内还有深层口周肌肉，包括位于深面的提口角肌、颊肌和颏肌。这些肌肉均由沿其浅面走行的面神经支配。颊脂肪垫、腮腺导管、面动脉和面静脉的浅层有面神经分支走行。

（三）面颈部支持韧带

走行于面颈部软组织之间并将软组织与其深面骨组织联系在一起的纤维结缔组织复合物称为支持韧带。这些韧带可分为真性支持韧带——维系皮肤与重要骨缝界面骨膜之间的联系，和假性支持韧带——维系各筋膜层之间的联系。真性支持韧带短而结实，将皮肤与骨膜联系起来。面部真性支持韧带主要位于 4 个部位——眶部、颧部、下颌部和颊上颌部。

1. 真性支持韧带

（1）眶支持韧带 6～8 mm 长，中心位于前额缝之上。数条结实绷紧的白色纤维位于颞嵴旁边。一条小动脉、一支感觉神经和数条较大的静脉通过此区域。在行颞部和内镜下前额除皱术骨膜下剥离时易损伤这些结构。解剖时遇到这些静脉最好先行止血然后再离断。

（2）颧支持韧带成束状，被称为 McGregor 片段，约 1 cm 长，沿颧颞缝和颧间缝处的颧弓前三分之一的下部和颧骨体后半部分走行。颧支持韧带从骨膜直接延伸到皮肤。有时可见数支出现。典型的一支为一束白色结实的纤维，3 mm 宽，0.5 mm 厚。一条小动脉和一支感觉神经穿行其中达到皮肤。面神经颧支的其中一个分支走行于韧带的深下方。解剖时遇到这个韧带，应特别注意进行浅表解剖以避免损伤面神经。

（3）下颌支持韧带短、粗、结实，起自下颌间缝下颌骨下缘的前三分之一。韧带 3～4 mm 厚，起自降口角肌前方。此韧带在下颌骨前部的骨膜形成一骨性锚着点，并通过颈阔肌前部纤维与颊下部前方的皮肤相连。在韧带附近有一条小动脉和静脉，因此在离断韧带前应先电凝止血，以避免事后止血困难。

（4）颊上颌支持韧带是唯一含有真性和假性韧带的复合体。颊上颌支持韧带的真性组成部分位于上部——上颌韧带。上颌韧带3～5 mm厚、1～1.5 cm长，含有粗壮致密的弹性纤维组织。上颌韧带起自颧上颌缝的骨膜表面，其形式与眶骨和颧骨韧带起自另一颧骨缝非常相似。上颌韧带从前面部形成篱笆状悬吊颊部。颊上颌韧带的真性部分向上沿颧上颌缝延伸到眶缘。

2.假性支持韧带

假性呈卷须状的结缔组织，将面部浅筋膜与深筋膜联系起来。假性支持韧带基底宽大，其功能像Velcro尼龙搭扣一样维系着浅筋膜浅层组织与深筋膜深层组织的联系。假性支持韧带主要位于颊部的三个区域：颈阔肌耳韧带，位于颊后下颌角之上、咬肌皮肤韧带，位于中颊部咬肌前面；颊上颌韧带，位于颊前方鼻唇沟的外侧，如宽大的篱笆状分布。

（1）颈阔肌耳韧带是较厚的腱膜，将颈阔肌后上缘、耳垂和SMAS、下颌角之上的皮肤紧密联系起来。这层腱膜可以为直接进入颈阔肌外侧层面提供一个明确的解剖平面。在做颈部整容手术旋转颈阔肌时，这层韧带有较大的外科意义。耳大神经紧贴于该韧带的后部，当解剖较深或方向有误时易于损伤或切断耳大神经。而当解剖到这层腱膜时则提示耳大神经就在附近了。

（2）咬肌皮肤韧带是咬肌前缘肌膜纤维的延伸部分，形似薄篱笆桩状，与面颊中部的皮肤相连。此韧带在做SMAS筋膜解剖手术时很容易暴露。如将SMAS向腮腺前方提起，可在浅、深筋膜之间出现一个清楚的网状层面，从此层面进入，沿咬肌的整个前缘走行，会看到咬肌皮肤韧带。咬肌皮肤韧带对颊部内侧的软组织具有支持作用，它的存在使颧骨下变得中空，成为面部老化过程的特征。

（3）颊上颌韧带为面部最容易衰老的区域提供支持软组织的作用，此区域是邻近鼻唇沟的前颊部。该筋膜韧带复合物的颊部或下部组分形成一系列长1～2 cm、厚3～6 mm的疏松的具有高度弹性的纤维组织，起到支持颊前部致密的浅、深层脂肪的作用。颊部支持韧带起自颊黏膜上方的纤维筋膜，并向外上斜行延伸至SOOF和前颊部。它们与鼻唇沟区域深层脂肪中较大的脂肪小叶形成致密的连接。如同上部组分上颌韧带一样，此韧带也向颊前部松散包绕于SMAS中的浅层脂肪延伸。因为颊前部的SMAS筋膜薄且不连续，所以这些韧带临床上非常难以展示清楚，除非在做面部除皱时采用面中部颊切口入路。面部支持韧带中颊上颌韧带最为薄弱，因为它们起源并覆盖于非常不稳定的、中空的、可伸展的上颌骨颊黏膜隐窝，在所有支持韧带中它们含有最高比例的弹性纤维。这些结构特点充分说明了为什么前颊部容易随年龄增长而出现皮肤松垂。

（四）骨膜和深筋膜

深筋膜是面部软组织的最深层，由覆盖骨骼的骨膜形成。侧面部的咀嚼肌（颞肌和咬肌）被覆于骨骼表面。深筋膜代替了腱膜覆盖在肌肉表面，颧弓上方是颞深筋膜，颧弓下方是咬肌筋膜。腮腺筋膜也是深筋膜的一部分。封套筋膜是颈部的深筋膜，被覆于肩胛舌骨肌表面。分开后形成了下颌下间隙，内含颌下腺。深筋膜较薄，但结实，为支持韧带提供了牢固的附着。某些有开闭动作的骨性开口部位无深筋膜，代之为源于骨性腔隙的睑结膜或口腔黏膜构成的活动衬里。

该层的浅层是面神经的危险区，因此此层相对安全。但在此层用线提升似乎"杯水车薪"，力量不足，无法固定，而且亦会存在十分明显的"提升滞后"，因此多用埋置线以部分解决骨骼萎缩及矫正表面软组织缺失。

第二节　面颈部脂肪与SMAS筋膜

一、面颈部脂肪

面部的皮下脂肪可分为浅层和深层，二者在颜色和特性方面都有显著的区别。浅层脂肪有额脂肪、鼻唇沟脂肪等，几乎覆盖了整个面部，肉眼看不见它们的边界。深层脂肪位于面部肌肉的深层，包括下睑眼轮匝肌下脂肪（SOOF）、上睑眼轮匝肌下脂肪（ROOF）、颊脂肪垫和颊部深层脂肪等，被诸如间隔和支持韧带等致密结缔组织分隔。纤维结缔组织穿过面部脂肪组织，起到连接脂肪组织、面部肌肉、真皮、皮肤和骨骼的作用。

面颈部皮下脂肪有较大差异，可分为多脂肪区、少脂肪区和无脂肪区。

1. 多脂肪区

多脂肪区位于身体外平均1.9 cm、口角外上平均1.8 cm处，是皮下脂肪最厚的部位，平均厚0.8 cm，一般在鼻唇沟外上方。这里的皮下脂肪位于由表情肌围成的三角形凹陷内，该区的上界是眼轮匝肌下缘；内侧界是上唇的表情肌；外侧界是颧肌。窝底有面动脉终末支、上唇动脉以及面神经类支分支等通过。此凹窝的下内方恰好是多脂肪区和无脂肪区的分界线，该界线的表面解剖标志是鼻唇沟。这种解剖学特点似乎是鼻唇沟形成的机制之一。

由此能解释肥胖即可形成明显的鼻唇沟，消瘦也可形成明显的鼻唇沟，前者是由于鼻唇隆起，后者是由于皮肤松弛。不同原因引起的鼻唇沟畸形，可采用不同的方法矫治。如系由"鼻唇隆起"所致，可采用局部梭形切除、吸脂、除皱术辅以吸脂等方法。如果是因消瘦皮肤松垂所致，则可采用除皱术、局部用聚四氟乙烯条充填，以及筋膜、脂肪、胶原充填和颊脂肪垫上提手术等方法。

2. 少脂肪区

少脂肪区缺乏皮下脂肪。在皮肤和颞浅筋膜之间，仅有少量的薄层脂肪分布。为此，若颞区除皱的手术入路选择颞浅筋膜浅面分离，则需注意如下问题：①在发际内时路径向深层，以保护浅层的毛囊不受损伤；②到达发际外时略偏向浅层，以免损伤面神经颞支。耳垂下及乳突下区域是第二个少脂肪区。这里是颈阔肌-耳韧带所在部位。术中分离只能采取锐性方法，既要注意不能分破皮肤，又要小心避免损伤仅有薄层SMAS覆盖的耳大神经（图1-5）、颈外静脉等结构。

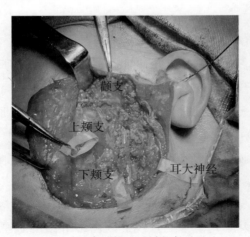

图1-5　耳大神经及面神经部分分支

3. 无脂肪区

该区位于眶周与口周，口轮匝肌和眼轮匝肌表面几乎无皮下脂肪分布，真皮和轮匝肌纤维直接联结。因此这两个部位容易产生短小细密的皱纹；并且在上唇的口轮匝肌和提上唇鼻翼肌的上外缘，一方是真皮和其深面的多量脂肪相对疏松联结，另一方是真皮与肌纤维紧密联结，两者交界线即为鼻唇沟。另外，额肌表面也几乎少有皮下脂肪分布。手术中，在少脂肪区和无脂肪区以锐性分离为主，其他区域以锐钝结合方法分离。

二、表浅肌肉腱膜系统（SMAS）

（一）SMAS范围

SMAS的延伸范围。

SMAS向上越过颧弓与颞浅筋膜相延续；向前上方与眼轮匝肌和额肌相连续；向后上方与耳上肌、耳后肌及帽状腱膜接续，向下移行为颈阔肌。颧颊区的SMAS向前连接眼轮匝肌和颧肌外缘；耳垂下方颈阔肌后缘以后SMAS移行为胸锁乳突肌浅面的颈浅筋膜；耳前SMAS向后变薄，融入耳－面移行处的皮下和耳郭及外耳道的软骨膜。在腮腺表面，SMAS与腮腺咬肌筋膜及其浅面的少量致密结缔组织紧密结合，形成致密带，连于耳垂下后方的三角形致密区。

（二）SMAS分区

根据各部位SMAS结构特点，可将其分为3个区域。

（1）肌性区域：为额肌、眼轮匝肌，颧肌和颈阔肌所占据的区域。颈阔肌上缘绝大部分位于耳下点以下 1.83 ± 1.50 cm的水平，耳屏游离缘距颧大肌外缘是 4.95 ± 0.27 cm。颧肌上段和眼轮匝肌略偏后，颧肌下段略偏前。肌性部分多数较发达，耐牵拉。

（2）腱膜性区域：包括胸锁乳突肌区、耳前区和颞区，腱膜性区域的SMAS致密坚韧，耐牵拉。

①胸锁乳突肌浅面的颈浅筋膜与颈阔肌连续，少数情况（约15%）下肉眼见其中有横行肌束。光镜下见颈浅筋膜由多纤维的致密结缔组织构成，薄且内含不连续的肌束，与浅、深面的界限不清。因为胸锁乳突肌浅面的颈浅筋膜符合SMAS的结构特点，故称为胸锁乳突肌区SMAS。为了治疗耳下颈侧区的膨出松垂，需将胸锁乳突肌区SMAS连同颈阔肌一并分离，然后做成

双叶瓣向后上悬吊固定在乳突区筋膜骨膜上。此法兼有重新紧缩颈阔肌 – 耳韧带和治疗耳下颈侧区膨出松垂的双重作用。操作时要注意保护位于 SMAS 和胸锁乳突肌之间的耳大神经与颈外静脉。

②耳前区 SMAS 腱膜性区域的范围上至颧弓，下至颈阔肌上缘，距离为（3.58±1.55）cm。其前界为颧肌外缘、后界为耳屏的垂线。耳前腱膜性区域中肉眼可见散在肌束，多是横向，也有纵向。该层与皮下组织无明显分界。术中分离此区的 SMAS 时，其深、浅面均需锐性分离。

③颞区的颞浅筋膜在颧弓水平与 SMAS 相续。颞浅筋膜由致密结缔组织构成，其中有连续肌层，符合 SMAS 的结构特征，故称为颞浅筋膜 SMAS。其中颞浅血管、耳颞神经及其分支由下向上走行过程中，开始行在颞浅筋膜的深面、深层，逐渐到中层、浅层，最后至皮下。上述腱膜性区域的 SMAS，致密坚韧，抗牵拉。

（3）混合性区域：仅有 40%（8/20 侧）的观察标本中存在混合性区域。该区位于颧肌下半附近的颊脂肪垫浅面，其结构特点为薄的纤维膜联结着纵行、横行肌束，其浅、深面有脂肪。

①纵、横行肌束：纵行肌束是颧大、小肌下半部分的薄弱且分散的肌束，与口轮匝肌交织。笑肌为另一纵行肌束，与颧大肌后缘之间有一定距离，以薄膜与脂肪相连。横行肌束为颈阔肌，前缘的肌束薄弱且分束，并编入口轮匝肌。

②浅、深面的脂肪：浅面的脂肪为鼻唇沟外上方的丰富皮下脂肪，其深面的脂肪是颊脂肪垫，面神经颊支通过其间。

混合性区域的结构特点是肌束与肌束间易分离。纤维膜薄弱，不耐牵拉，因此，称此区为 SMAS 的薄弱区；此外，颊脂肪垫区表浅的皮下脂肪厚于其他部位；而皮下脂肪的深面由后向前依次为 SMAS 和颧肌。SMAS 与颧肌缘相接续。

（三）SMAS 与其浅、深面组织结构的关系

SMAS 浅面是皮下脂肪层，其厚薄不均。SMAS 深面除颊脂肪垫区外，其脂肪很少，不能形成一个连续的脂肪层。面部各区 SMAS 深面的结构情况如下：

（1）腮腺区：腮腺筋膜浅面几乎没有脂肪，SMAS 与腮腺筋膜连接紧密，耳屏前的腮腺筋膜与 SMAS 连接更为紧密。

（2）咬肌区：咬肌筋膜浅面有薄层脂肪，中部的脂肪量较少。咬肌区的SMAS容易被分离。

（3）颊脂肪垫区：颊脂肪垫位于颊咽筋膜的浅面，掩盖咬肌前缘甚至前1/3。颊脂肪垫区的SMAS有两种情况：一是耳前腱膜性部分在该区上半部浅面与颧肌外缘相接；二是该区下半部浅面即是SMAS的混合性区域。这就导致该区的SMAS相对薄弱而不耐牵拉。

（4）颧弓区：SMAS与颧弓浅面疏松愈合，与颧弓膜间存在着颞中筋膜及颞深筋膜浅层。

（5）颞区：颞浅筋膜SMAS深面的组织结构在颞浅动脉额支上方者是帽状腱膜下疏松结缔组织；下方是颞中筋膜及其中的面神经颞支。

（6）胸锁乳突肌区：胸锁乳突肌区SMAS与肌纤维鞘紧密愈合者，需进行锐性分离。

（7）下颌、颏下区：颈阔肌SMAS与深面的组织结构（除各种韧带外）连接疏松，特别是下颌缘下方，但颈阔肌深面与下颌骨体骨膜之间有一紧密愈合点，位于下颌角点前（3.91±0.33）cm处，在SMAS–颧颊部韧带最下束的下方。在此愈合点处，面神经的下颌缘支及其分支在颈阔肌与下颌骨体骨膜间行向前方。

（四）颞区筋膜的结构与特点

在颞区的皮下组织和颞肌之间由浅入深的结构是：颞浅筋膜、颞中筋膜、颞深筋膜浅层、颞浅脂肪垫（常称颞部脂肪垫）及颞深筋膜深层和颞深脂肪垫（常称颞部脂肪垫上部）。

1. 颞浅筋膜

颞浅筋膜是SMAS过颧弓向颞区的延伸，因是致密结缔组织性筋膜并含有肌性成分。颞浅筋膜SMAS富含血管，其浅面与真皮之间有少量皮下脂肪组织。在颞浅动脉及其额支的前下方，颞浅筋膜深面是颞中筋膜，两者易被锐、钝性分离，但有面神经后位颞支（颞支Ⅰ、Ⅱ）在颧弓上方1.0～1.5 cm跨越两层之间，从颞中筋膜进入颞浅筋膜的耳前肌，分支支配耳前肌和在耳前肌中前上行到达额肌深面。在颞浅动脉及其额支的后上方，颞浅筋膜借腱膜下疏松结缔组织与颞深筋膜相隔，极易钝性分离而并未跨越神经血管。

2. 颞中筋膜

颞中筋膜是一层多脂肪的筋膜性结构，由疏松结缔组织构成。后下方在腮腺上缘和颧弓浅面附近较厚，向上向前渐薄，至颞浅动脉及其额支的后上方时消失在腱膜下疏松结缔组织中。眼轮匝肌外缘附近亦较薄，移行为眼轮匝肌深面的筋膜。但颞中筋膜这一层次结构定义，尚有争议。颞中筋膜来自腮腺筋膜。从腮腺上缘起始，包覆者面神经颞支及各神经支之间的脂肪，走向前上方。颞支先是在其中偏深层，斜向前上方时渐浅出。后位颞支先浅出到耳前肌和额肌；前位颞支在眼轮匝肌外缘稍外方浅出到眼轮匝肌和与眼轮匝肌相接处的额肌。许多神经支至眼轮匝肌深面才浅出进入肌层，后位颞支浅出颞中筋膜进入耳前肌的位置不恒定，平均在颧弓上方 1.0～1.5 cm。它们的分支分布到耳前肌和额肌。颞中筋膜的浅面是颞浅筋膜 SMAS，深面与颞深筋膜浅层之间隔有帽状腱膜下疏松结缔组织的延续部分，极易钝性分离。颞中筋膜的重要临床意义在于面神经颞支行于其中。由此可以说明如下两点：①小心在颞中筋膜浅面（包括颧弓浅面部分）分离可以获得颧弓上下连续的 SMAS 瓣；② SMAS 各部分中均无面神经主干走行，但有分支进入 SMAS 的各肌性部分完成支配功能。在接近眼轮匝肌外缘时，已有部分神经支陆续浅出颞中筋膜到达颞浅筋膜 SMAS 深面，应在直视下钝性分离。

3. 颞深筋膜浅层

颞深筋膜起始于颞上线，向下覆盖颞肌。在颞浅脂肪垫上缘处，颞深筋膜分为浅、深两层，位于颞浅脂肪垫浅面的称为颞深筋膜浅层。它在颞浅脂肪垫上缘与深层愈合处称融合线。因脂肪垫上缘形态不同，融合线可呈斜向后下的直线状、弓向上的弧线状和曲线状。最高点距颧弓上缘 3.7 cm。浅层沿脂肪垫浅面向下，过颧弓浅面后与咬肌筋膜连续，与颧弓骨膜间剥离时不易被分开。该层次一般情况下不宜进入，此处分离易损伤面神经分支。向前方在眶上缘和外缘处与颞深筋膜深层融合后移行为骨膜，向后至颞窝后界骨膜。浅层在颧弓上 1.0～1.5 cm 范围内较薄弱。浅层的浅面隔着腱膜下疏松结缔组织与颞中筋膜相接，两者极易分离。深面是颞浅脂肪垫，可被钝性分开。但是，脂肪垫中有横行的脂肪间隔，它间断地附着在浅层的深面。

4. 颞浅脂肪垫

颞浅脂肪垫（superficial temporal fat pad，STFP）位于颞深筋膜的浅、深层之间。其前上大部分由脂肪组织构成，后下部分是致密结缔组织筋膜板，它来自STFP中的横行脂肪间隔。STFP上界和融合线一致，下界是颧弓上缘，前界到达颞窝的前界，后方至耳屏点前2.4 cm时移行为上述的致密结缔组织筋膜板。浅垫的后、上部较薄，前、下部较厚，最厚处位于眼轮匝肌外缘附近，眼轮匝肌外缘点深面处厚度为0.42 cm。STFP有两种特别成分：①横行脂肪间隔；②较粗的弓形颞中静脉。和其他部位的脂肪间隔不同，STFP中的间隔致密，附着在颞深筋膜浅层或深层。这些横行间隔向后下延伸就成为STFP中非脂肪成分——结缔组织筋膜板。STFP中有较粗的颞中静脉，由前上弓形走向后下，斜穿颞深筋膜深层，并有可能进入颞深脂肪垫，最后注入颞浅静脉中。弓形颞中静脉的最高点距颧弓上缘2.4 cm，整个情形如同框架围绕着STFP，它接受眼轮匝肌、颞肌和颞浅、深脂肪垫的静脉属支，最后注入颞浅静脉。此外，STFP中有较多的微小动脉分支。

5. 颞深筋膜深层

由融合线向下，颞深筋膜分出颞深筋膜深层。它向下分隔颞浅、深脂肪垫，在颧弓上缘移行为颧弓深面和上缘的骨膜。深层向前至颞窝前界和眶上外缘，与颞深筋膜浅层融合后移行为骨膜，向后至颞窝后界与前界情况相同。深层为致密的腱膜性组织，较浅层厚。深层的浅面是STFP，本应很容易分离，但由于前述的横行脂肪间隔附着，故需锐、钝性结合才能分离。

6. 颞深脂肪垫

颞深脂肪垫（deep temporal fat pad，DTFP）与STFP相比，较薄较小，其中混杂有颞肌肌束。DTFP上界最高处距颧弓上缘1.8 cm，前界近眶外缘，后界至耳轮脚附近，向下过颧弓深面与颊脂肪垫相连。耳前3.0～4.0 cm、颧弓上0.8～1.0 cm范围内较厚，厚度约0.36 cm。DTFP的浅面是颞深筋膜深层，两者之间有薄层颞肌，深面是颞肌和颞肌肌腱。DTFP中有较丰富的细小动脉网，近上缘附近有较多的静脉支、回流到STFP中的弓形静脉。

（五）面部除皱手术的安全分离平面

根据面颈部解剖特点，目前的除皱技术有3个安全分离平面：皮下脂肪层、SMAS和帽状腱膜下层和骨膜下层。

1. 皮下脂肪层分离：面颈部在皮下脂肪层分离行除皱术是第一代除皱术。该术操作简单、安全，术后反应轻微，对鼻唇沟治疗效果较好。但因其未将老化松垂的深部组织复位，故术后远期效果不持久。

2. SMAS 和帽状腱膜下层分离：SMAS 从额颞部下延至颈部，是连续的解剖层次，且面神经分支均走行于其深面的结构中，故 SMAS 下的大范围分离是安全的。其分离平面：额部是在帽状腱膜下、耳前颊部在 SMAS 下、颈部在颈阔肌下分离。考虑到颞浅血管走行在颞浅筋膜 SMAS 内，加之面神经颞支在颞区的走行特点，因此颞区分离保持在颞浅筋膜 SMAS 的浅面或深面均是安全的，但深面分离应停止在额肌和眼轮匝肌外缘附近，以免损伤浅出入肌的面神经分支。SMAS 下分离悬吊的手术技术，称为第二代除皱术。

3. 骨膜下层分离：面部老化包括皮肤、肌肉、脂肪的全部软组织松垂，丧失了年轻时与骨骼的平衡关系。随着从眶周、上颌骨、颧骨体和部分颧弓及鼻骨上的骨膜下分离，将额颞部、颧颊部、眉鼻部和唇部等部位的全层软组织上提拉紧，使面部的肌肉起止点提紧，起到面部软组织松弛部分全面提紧的作用。这种除皱技术操作复杂，如有较熟练的颅面外科技术，可避免该手术损伤大、反应重等缺点。但该技术适用于上半或上 2/3 面部除皱。

第三节　面颈部支持韧带

一、面部支持韧带概念

面部皮肤支持韧带，为条带状的致密结缔组织束，起自面颅骨骨面或筋膜，其中某些韧带穿经 SMAS 和浅筋膜，止于真皮，称为真性韧带，直接固定和支持皮肤；另一些韧带则止于 SMAS，为假性韧带，通过浅筋膜间接牵拉和支持皮肤。面部除皱术与面部韧带关系密切，术中酌情切断某些韧带，可提高手术的美容效果。

二、面部支持韧带及其作用

（一）颈阔肌悬韧带（suspensory platysma ligaments，SPL）

SPL 是由双层纤维性筋膜构成，上段位于腮腺与胸锁乳突肌之间，下段则位于下颌角及颌下腺与胸锁乳突肌之间。深面从上到下分别起于茎突下颌韧带表面、茎突舌骨肌及二腹肌后腹表面；浅面附着在 SMAS 和颈阔肌下段深面。SPL 的长度系由深层起始至浅层附着部之间的距离（平均 1.46 cm），由耳垂点至颌下腺后上缘是其宽度（平均为 6.37 cm）。两层筋膜之间的距离是其厚度（平均为 0.31 cm）。SPL 和附近的血管、神经关系密切：①面神经颈支出腮腺叶下极，紧贴韧带前面下降一段距离后，分支入颈阔肌；②颈外静脉在韧带后方的胸锁乳突肌浅面下降；③耳大神经在韧带后方前上行，距耳垂点 2.0～3.6 cm 范围内斜穿 SPL 上段，分支入腮腺等；④面前静脉沿颌下腺上缘后行，穿过 SPL 中、下段汇入颈外静脉。另外，颈丛的部分皮神经也向前穿过 SPL 下段。SPL 的作用似乎是在下颌角上、下方向深面牵拉悬吊颈阔肌 –SMAS，保持了颈侧区具有的从低到高的圆滑美感曲线。皮肤和颈阔肌的松弛会破坏此区域的曲线美。

（二）颈阔肌 – 耳韧带（platysma–auricular ligaments，P–AL）

P–AL 是指连接颈阔肌后上缘和耳垂上后方致密区的这部分 SMAS。所谓"致密区"是在耳垂上后方，由真皮、少量皮下组织、SMAS 及腮腺包膜等组织结构紧密连接而成的尖朝下的一个三角形区域。耳大神经于 P– AL 后方SMAS 的深面，由后下行向前上方，分支分布至耳周皮肤及腮腺。该结构在颈阔肌后缘、上缘均与面部 SMAS 相接。

此 SMAS 愈近耳垂周围皮肤时愈薄且致密。耳垂附近特别是下方、下后方，SMAS 及腮腺包膜、胸锁乳突肌腱纤维、颈阔肌悬韧带等组织结构紧密融接，在耳垂下后方形成一路呈尖向下的三角形致密区。SMAS 及 P–AL 等各层组织紧密愈者，需锐性分离。将 P–AL 离断后，要把断端重新拉紧固定在三角形致密区，或乳突区的筋膜、骨膜上，此即韧带的重建技术，以保持颈阔肌的弓状后上缘形态，提紧颈阔肌。

（三）颧弓韧带（zygomatic ligaments，ZL）

ZL 又为颧支持韧带，是 2～3 束腱性致密结缔组织束带，位于耳屏间切迹游离缘前方 4.29 cm 处，恰好在颧小、大肌起始部后方，起于颧弓前端下缘或颧骨颊面，穿过各层软组织抵止于表面真皮。

神经血管和 ZL 毗邻关系密切：①面神经颧支通过 ZL 下方，到达韧带前方的颧小、大肌和眼轮匝肌深面；②面横动脉多数经过 ZL 的下方，少数穿过韧带中部，如经过下方则距离韧带下缘不超过 1.0 cm；③细小的感觉神经支和面横动脉分支伴随 ZL 斜向浅面的皮下、皮肤，面神经颞颧支和面横动脉走行于 ZL 附近时位于 SMAS 的深面。

除皱术中分离无论是在皮下还是在 SMAS 下进行，均需在皮下剪断 ZL，才能获得较充分的提紧。在韧带存有血管时，常常需要在直视下止血。

（四）下颌骨韧带（mandibular ligaments，ML）

ML 由 8～15 条结缔组织小束组成，位于下颌骨体前 1/3 的条状区域，在下颌骨体下缘至上 0.59 cm 处，距下颌 5.27 cm，起于下颌体骨面，穿过肌层和皮下组织抵止于真皮。

如欲矫治颌下颈阔肌松垂和"火鸡颈"畸形，需剪断 ML。

（五）颈阔肌 - 皮肤前韧带（anterior platysma–skin ligament，APSL）

该韧带不恒定，起于颈阔肌前上缘，斜向前止于颊部浅层真皮。出现率低，约为 20%。皮下潜行分离时 APSL 可能将分离平面导向分离层次过浅，致使分离层次错误。

（六）表浅肌肉腱膜系统一颧颊部韧带（SMAS–malar ligament，SMAS-ML）

SMAS-ML 也称咬肌皮肤韧带，纵向排列于咬肌前缘和颊脂肪垫之间，位于咬肌筋膜和表面的 SMAS 之间。该韧带纵向排列于咬肌前缘。最上一组偏后，位于耳下基点前 4.2 cm 的咬肌起始部表面，其余的均位于下颌角点前 3.9 cm 的垂线上。SMAS-ML 由多条致密结缔组织束带组成，平均 6.8 束，粗细不等，长短各异，最上和最下两组短而粗韧，中间的较细长薄弱。最上一组多为 1 束（1～2 束），起于近咬肌起始部的咬肌筋膜表面，斜向前、浅方向，止于 SMAS。最下一组多为 2 束（1～3 束），起自下颌体近上缘骨面，斜向上、浅方向，止于颈阔肌。中间的几束起于咬肌筋膜前缘或（和）颊咽筋膜，分别在颊脂肪垫的上、后、下缘走向浅面的 SMAS。

SMAS-ML 与神经、血管的关系较密切。最上一组的上方邻面神经颧支和面横血管分支。少数情况下，血管经过韧带的下方。腮腺管也横行于最上一组的附近。最下一组的上方有面动脉、面前静脉经过，下方有面神经下颌缘支经过。有时血管、神经通过韧带的束与束之间，中间的几束排列于咬肌前缘，因此，面神经颊支由后向前通过这种栅栏样结构到达前方的颊脂肪垫浅面。

第四节　面颈部肌肉分布

一、可人为地将面部分为 9 个区

1. 额部（从眉上到发际线，包括眉间）

包括额肌及眉间复合体（皱眉肌、降眉肌、降眉间肌）。

（1）额肌位于颞融合线之间额中部帽状腱膜的浅、深两层之间。额部皮肤被许多纤维间隔牢牢地固定于真皮上，这些纤维间隔起自肌肉外膜，以致密蜂巢样的形式穿过浅层脂肪。额肌是提升眉毛的主要肌肉，当该肌肉肥大时会产生横行的额纹线，通过肉毒素注射抑制额肌收缩可减少额纹产生，面部除皱术中可通过纵向打断额部纤维隔连接来去除额纹。额肌由面神经颞支支配，面神经颞支在眶上缘的上方进入该肌肉。

（2）降眉间肌沿眼轮匝肌外侧走行，拮抗额肌活动，是降眉主要的肌肉。

（3）皱眉肌起自眶缘上内侧附近及降眉肌起点外侧的额骨，止于眉中三分之一以上的额部皮肤真皮。皱眉肌穿过帽状腱膜脂肪垫额肌和眼轮匝肌止于真皮。眶上神经的浅、深两支环状包绕皱眉肌。皱眉肌向内下方降眉，使眉毛向中线聚拢，将眉的外侧拉到较为下垂的位置。眉间竖直皱纹的产生主要是皱眉肌作用的结果，而鼻背部的横行皱纹则由竖直的鼻肌收缩引起。支配皱眉肌的运动神经是面神经颞支的分支，在皱眉肌穿过额肌前进入皱眉肌。

（4）降眉肌起自旁正中鼻骨，位于皱眉上肌的内下方。如同皱眉肌和额肌一样，降眉肌也由面神经颞支支配。降眉肌纤维张开覆盖鼻背。降眉肌主要负责愤怒表情，将眉间和鼻背皮肤拉在一起。眉肌也是造成眉间横行皱纹和鼻根部皱纹的原因。与皱眉肌相似，降眉肌也由滑车上神经的浅、深支近似环状包绕。

2. 颞部

主要为颞肌，颞肌位于颞深筋膜的深面，骨膜浅面，做咀嚼动作时可触

及颞肌收缩。

3. 眶部

主要为眼轮匝肌，眼轮匝肌是一个包含眼睑、睑板和眶周成分的复杂的肌肉。

在保护性眼睑反射中，睑板、眼睑的组分负责闭眼，眶周的组分负责降眼眉和提升下眼睑。眶周组分直接促使眼眉下垂，特别是在头外侧区；它与皱眉上肌一起拮抗额肌的活动。眼轮匝肌的支配较为复杂，包括面神经颞支和颧支。

4. 鼻部

（1）鼻孔压缩肌位于外鼻下部的两侧皮下，在上唇方肌深面，起自上颌骨犬齿及外侧门齿的齿槽，肌纤维先斜向上外方，然后绕过鼻翼渐增宽，弯向内方，在鼻背与对侧者肌腱膜相连。该肌收缩时使鼻孔缩小。

（2）鼻孔开大肌居于鼻孔压缩肌的内侧部，较弱小。肌纤维向上止于身翼软骨的外侧面。该肌收缩时牵引鼻翼向下外方扇动，尚能使鼻孔开大。

（3）鼻中隔降肌，又为降鼻小柱肌，分深、浅两部，浅部起自口轮匝肌；深部起自上颌骨内侧门齿的齿槽嵴，止于鼻中隔软骨的下面。作用为牵引鼻中隔下降，可于降鼻中隔肌处注射肉毒素以改善露龈笑。

鼻肌均由面神经颊支配。

5. 颧骨及颧弓部

包括颧大肌、颧小肌及提上唇鼻翼肌。

这些肌肉被 SMAS 所包绕，即这些肌肉的浅、深二面均有 SMAS 覆盖。颧大肌和颧小肌是薄且长的肌肉，起自颧骨体，止于上唇外侧部分的肌肉。颧大肌起自颧小肌的外侧，止于上唇隐窝的最外侧，颧小肌是较短的肌肉，止于上唇的中部。这些肌肉与提口角肌一起，在收缩时产生明显的颧骨笑，这 一种最为常见的笑。由于颊部颧大肌和颧小肌位置比较表浅，行深层除皱手术时容易伤及到它们。这些肌肉主要由面神经颧支支配。提上唇鼻翼肌起自上颌骨犬牙的上方，止于上唇的中部，对上唇行几乎垂直的提拉作用。这种作用导致犬齿笑，这是一种露犬齿的笑。提上唇鼻翼肌主要由面神经颧支和颊支支配。

6. 嘴唇及口周

包括提上唇肌、提口角肌、降口角肌。

止于皮肤的四个主要提上唇肌肉有颧大肌、颧小肌、提口角肌和提上唇肌，它们共同作用于皮肤形成鼻唇沟。唇颌皱褶主要由降口角肌形成，颈阔肌也起了一些作用。浅层口周表情肌包括笑肌、颧大肌、颧小肌、颈阔肌、降口角肌和浅层口轮匝肌。这些肌肉被 SMAS 所包绕，即这些肌肉的浅、深二面均有 SMAS 覆盖。

笑肌是一个薄片状肌肉，有时仅是颈阔肌的延续。因为肌纤维走行方向的原因，笑肌很容易与颧大肌相混淆。笑肌起自腮腺筋膜，止于嘴角皮肤。此肌肉收缩时至拉嘴角向外产生讽刺表情，并能使嘴角闭合。

颈阔肌是大的扇形肌肉，起自上三角肌区和胸肌区的颈筋膜，与降口角的肌肉一同止于下颌部和口角。颈阔肌和降下唇肌从原始的节段括约肌演化而来，在口角轴上有共同的止点。颈阔肌有较大的解剖变异，当发育很好时有很强的降下唇的作用。在讲话、吞咽和做面部表情时此肌肉收缩频繁。颈阔肌对形成颈袋和颈部"火鸡颈"起有主要作用。此肌肉主要由面神经颈支支配，偶尔由下颌缘支的神经分支支配其前部。

降口角肌是大的三角形肌肉，起自下颌韧带外侧、下颌缘前部，止于口角轴和唇外侧。此肌肉纤维与口轮匝肌、笑肌纤维相延续。在悲伤或愤怒时，此肌肉将下唇下拉。

口轮匝肌是由浅、深两部分组成的复合肌肉。浅层是吊索样肌肉，位于覆盖口角的其他肌肉的浅面。浅层部分的肌肉将口唇压到牙齿上。深层肌肉来源于颊肌，因此主要作用是运动口唇离开牙齿。口轮匝肌由面神经颊支和下颌缘支支配。

口周深层表情肌包括提上唇肌、提口角肌、提上唇鼻肌、降下唇肌、口轮匝肌深部、颊肌和颏肌。面神经颧支、颊支、下颌缘支沿浅面支配这些肌肉。上唇深部提升的肌肉包括提上唇肌、提口角肌和提上唇鼻翼肌。

降下唇肌起自下颌骨的斜线，与口轮匝肌共同止于下唇的皮肤上。降下唇肌位于深方内侧，其纤维几乎与降口角肌纤维垂直。降下唇肌将下唇向下和向外牵拉，使下唇红唇缘外翻。

颊肌与口轮匝肌深层纤维相互交织。

颊肌与口轮匝肌的深层部分共同作用将口唇拉向牙齿，但主要作用是将颊部压向牙齿，起到吮吸作用。颊脂肪垫位于颊肌和咬肌肌腹的深方。口轮匝肌由面神经的颊支和下颌缘支配。

颏肌起自下颌骨切牙下方，止于颏部皮肤。颏肌收缩使下唇突起，并出现颏部皮肤皱纹。

7. 面颊部

包括浅面的颧肌以及深面的颊肌。

8. 下颌

主要包含颈阔肌、颏肌、降口角肌、降下唇肌。

9. 耳郭部

外耳肌在人类属于退化肌，位于耳郭周围。

耳上肌是外耳肌中最大的一块肌肉，呈三角形，肌腹阔而薄，起自帽状腱膜，抵止于耳郭软骨，作用为上提耳郭；耳前肌较小，常缺如，起自帽状腱膜，止于耳郭软骨前部，作用为牵引耳郭向前；耳后肌起自乳突外面，止于耳部软骨后面，作用为牵引耳郭向后。

二、面部肌肉

面部肌肉分布广泛，通常按照部位进行归类，可分为额部、眶部、鼻部、口周等，由于颈阔肌参与口周的运动，故也被归于面部肌肉来进行论述。值得注意的面部肌肉分为两类：表情肌和咀嚼肌。

（一）面部表情肌

面部表情肌，或称拟态肌（mimeticmuscles），可以牵动脸部的皮肤和头皮，相当于眼睛、鼻子和嘴的括约肌。面部表情肌起源于第二腮弓（舌弓）的间充质。

除了头皮、面部和颈阔肌之外，还有三块深部的肌肉起源于舌弓：镫骨肌、茎突舌骨肌以及二腹肌的后腹。面部表情肌是由面神经支配的扁平肌肉，面神经也是第二腮弓的运动神经。其中存在着相当的个体差异，通常这些肌肉相互交错。

1. 前额

前额的主要肌肉是额肌和皱眉肌，额肌垂直止于帽状腱膜。它可以上提眉，并产生横向的额纹。当支配额肌的面神经颞支瘫痪时，可产生单侧的眉下垂和额纹消失。这对肌肉收缩时可使双眉向内侧靠拢，并产生纵向的眉间皱纹。皱眉肌、降眉间肌和眼轮匝肌共同作用产生闭眼的动作，并产生横向和斜向的眉间皱纹。

额肌构成枕额肌的额腹，额肌的肌纤维垂直止于头顶的帽状腱膜，提眉时、额肌通过帽状腱膜牵拉枕肌。

2. 眼睛

眼轮匝肌围绕眼眶并延伸至双眼睑。它起源于内侧眼睑韧带，负责闭眼和眨眼。眼轮匝肌被人为分成眶部、眼睑部以及泪管部：眶部覆盖眶缘，眼睑部和眼睑相关，泪管部则与泪囊挤压机制有关。眶部起自内眦韧带的前份，其上下方有颅骨膜。眼睑部通常分为眶隔前和睑板前：眶隔前覆盖眶隔，睑板前则覆盖睑板。眶隔前有两头：深头附着于泪腺窝和泪后嵴，浅头起自内眦韧带。在外侧，隔前部肌肉接于睑外侧缝。睑板前部亦有两头：深头称为睑板张肌（Homer 肌），浅头起自内眦韧带。眶隔前和睑板前肌肉的浅头最后移行为内眦韧带。

3. 耳朵

耳郭有三块外源性肌肉：前耳轮肌、上耳轮肌、后耳轮肌。通常它们发育不良，没有什么临床意义。

4. 鼻

鼻部的肌肉有降眉间肌、鼻肌和鼻中隔降肌。降眉间肌在这组肌肉的最浅层，起于眉间处的鼻骨，止于前额皮肤。降眉间肌将前额的皮肤向下拉，并可能产生眉间的横向皱纹。

5. 颊部

颊肌起源于翼突下颌脊的后方，颊脂肪垫的深面，前行止于口部的口轮匝肌。其功能是在咀嚼时使食物停留于齿间，而在吹气时维持气压。

6. 口和嘴唇

口部由口轮匝肌包绕，其他的肌肉附着于它，产生上提、下降嘴唇及开口等动作。

7. 蜗轴

蜗轴是一个致密、可移动的纤维肌性结构，与面部表情、年龄以及鼻唇沟的形成有很强的相关性，是由口轮匝肌和止于口角外侧缘的颧大肌、降口角肌、颊肌、笑肌、提口角肌的肌纤维交错汇聚而成的，约有21.4%的东亚人的蜗轴不是肌肉组织，而是肌腱组织，由致密的、不规则的胶原结缔组织组成。

8. 颈阔肌（面部）

位于面下部皮下，为宽阔薄片肌。起自胸大肌和三角肌表面的筋膜，向上内，越过下颌骨下缘的浅面至面部。该肌前部纤维向上；至颏联合下方，左右相互交错，止于下颌骨体的下缘；中部纤维越下颌骨下缘后，越过面动、静脉的浅面，向口角集中，与笑肌、降口角肌和降下唇肌相融合；后部肌纤维移行于腮腺咬肌筋膜。该肌受面神经的颈支配。颈阔肌收缩，可使颈部皮肤出现皱纹，此外，还可向下牵拉口角和下唇，协助降下颌。据报道，面神经颈支麻痹，可影响病人的张口和微笑。

（二）面部咀嚼肌

在咀嚼肌中，咬肌和颞肌与临床的关系最密切，翼肌在临床手术中最无足轻重。

1. 咬肌

咬肌起于颧弓的两个部位，它的浅表部分起于颧弓前 2/3 的下缘，而深部则起于颧弓后 1/3 的内侧面。浅表部分的肌纤维向后下方行走，深部的肌纤维直接向后方行走。整块肌肉止于下颌支的整个外侧面，其支配神经由第 5 对脑神经（三叉神经）的下颌支分出，血供来自上颌动脉的咬肌分支，血管神经束通过冠切迹进入肌肉的深面，然后向斜前下方分叉。

腮腺位于咬肌后半部分之上。面神经颊支紧贴腮腺 – 咬肌筋膜进入肌肉的前部，颊脂肪垫就在肌肉前缘的深面。

2. 颞肌

颞肌是一块扁平、宽大的肌肉，起源于颅骨侧边的颞窝，它的肌纤维集成肌腱后止于下颌支的内侧和整个冠突。颊脂肪垫的颞突位于肌腱之上，将其与颧弓隔开，然后沿眶外侧壁和肌肉前缘相界。颞肌的神经支配来自三叉神经下颌支的两条（多数情况下）分支（前、后颞神经），血供是上颌动脉的颞支。血管神经束共同由颞下窝进入颞肌的深面。颞肌在面瘫修复术中十分有用，将其从上端的骨膜附着点游离后，可以转而越过颧弓将眼角拉紧；或加上一条颞深筋膜，延长至嘴角。穿过颧弓下隧道，它可以作为肌瓣用于口腔根治术后腭或扁桃体的修复。

3. 颈阔肌

颈阔肌附着于下颌骨下缘和下颌间隔，与下唇周围的面部肌肉相结合，有时可重叠并覆盖到对侧。颈阔肌包括了两种类型的纤维：一种肌纤维呈扁平状，沿内上方走行至降口角肌外侧缘；另一种肌纤维可穿入降口角肌肤深层，并在其前缘再次穿出。颈阔肌由于缺乏肌纤维的交叉，支撑力并不是很强，随着年龄的增长，可导致颈部皮肤弹性降低，形成所谓的"火鸡颈"，这种情况白种人比东亚人更为多见（图1-6）。

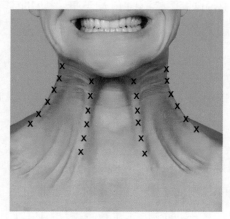

图1-6 火鸡颈

第五节 面部神经分布

三叉神经和面神经是面部的主要神经。

一、三叉神经

三叉神经为混合神经，是第5对脑神经，也是面部最粗大的神经，支配面部、口腔、鼻腔的感觉和咀嚼肌的运动，由颅骨穿出后分为独立的面部感觉神经，由眼支，上颌支和下颌支3个部分组成，故名"三叉"，分别支配眼裂以上、眼裂和口裂之间、口裂以下的感觉和咀嚼肌收缩。

1. 三叉神经的分支

三叉神经（脑神经V）有三个分支。第一支V1有五个皮肤分支：眶上神经（浅层和深层）、滑车上神经、滑车下神经、鼻背神经和泪腺神经支。第二支 V2 有三个皮肤分支：眶下神经、颧面神经和颧颞神经。第三支 V3 有三个皮肤分支：颏神经、颊神经和耳颞神经。耳大神经和颈横神经是 C2 和 C3 的终末皮肤分支，支配耳和颈前三角的感觉，而枕小神经支配颈后三角的感觉。

2. 三叉神经损伤

面颈部感觉支配是一个丰富的神经网络，在除皱术后几周到几月内可以生出新的几乎完整的神经网络，特别是当感觉神经的主干被保留时。除皱术后感觉神经功能超过 6 个月以后恢复称为恢复延迟，此情况多见于耳垂前部颊外侧区，但不包括耳垂。面部的这个区域是颧面、颊、耳大和颈横神经分支支配区域的交界带，因此在此区除皱术后的感觉恢复要用较长的时间。耳大神经位置的皮肤标志是外耳道正下方 6.5 cm 处向上斜行跨过胸锁乳突肌的地方。在进行颈部皮下或颈阔肌瓣剥离时，如涉及颈筋膜时容易损伤该神经。如耳大神经被切断，应进行修复手术，否则会导致耳垂和耳后区域永久性感觉丢失。

二、面神经

面神经为运动神经，其主干在穿过茎乳孔后在腮腺内可分成颞面部分支和颈面部分支，然后再分为 5 个不同的神经束，即颞支、颧支、颊支、下颌缘支和颈支，还有一些任意分布于肌肉的小而复杂的神经，个体差异很大，因此，很难精确地指出具体的每块肌肉边缘区域的神经分布。

（一）面神经主干及其分支

于颧弓下方的颊脂肪垫、腮腺导管、面动脉和面静脉层面中有面神经的主干和分支。面神经主干通常分为两支——颞支和颈支（或者少数情况下分为三支），走行于腮腺深浅叶之间。面神经在分支以后向浅层走行。面神经分支走行于腮腺咬肌筋膜深方的咬肌浅面。在咬肌前方神经分支走行于 SMAS 深层的深方，并没有交通支。分支的末端然后很快走行于浅表处支配表情肌，此时面神经容易受到损伤。

1. 颧支与颊支

面神经的颧支和颊支形成面神经的主干，并在颊脂肪垫浅层横越颊部支配眼周和口周的面部表情肌。在咬肌远端其走行更为浅表，穿越腮腺咬肌筋膜支配表情肌。颞支和颊支容易受到多种损伤。如腮腺咬肌筋膜折叠缝合造成的直接压力；腮腺前方外科侵入性解剖SMAS造成的直接损伤，特别是患者皮下组织较少或腮腺较短小，或颊脂肪垫间隙内血肿造成的直接压力等。

2. 颞支

颞支于颧弓下方离开腮腺，并几乎以直角穿出腮腺，于浅表面跨越颧弓中部。颞支走行于颞区的颞浅筋膜内，中途路越"哨兵"静脉（图1-7）。在眶上缘水平的上方，颞支进入额肌和眼轮匝肌的深方。

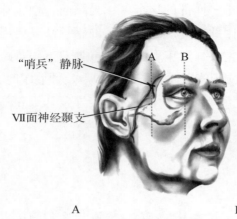

图1-7 哨兵静脉

（1）颞浅动脉的额支在神经之上与神经平行走行（图1-8）。"哨兵"静脉和颞浅动脉额支为估计神经的皮下位置提供了一个很好的皮下标志。从临床角度看，颞区是由颧弓、颞嵴和发际前1～2英寸形成的一个三角形。颞区在皮下和浅层脂肪下包括有三层。面神经额支沿颞区三层最浅一层——颞浅筋膜的深方走行。颞浅筋膜与面SMAS筋膜和眉部帽状腱膜浅层相延续。颞浅筋膜深方是疏松组织间隙层，此层将颞浅筋膜与颞深筋膜分开。做颞部眉提升时很容易进入疏松组织间隙层或肉膜下层分离。临床上由于面神经颞支位置敏感，所以在行颞部除皱手术时通过疏松组织间隙层容易损伤面神经颞支，应尽量避免用剪刀过度分离和解剖。

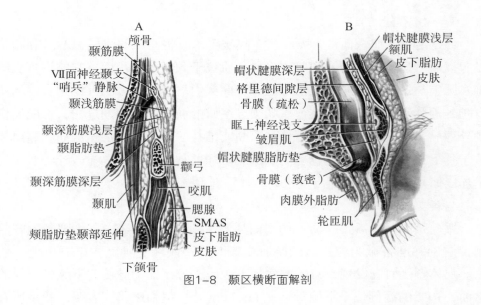

A

颅骨
颞筋膜
Ⅶ面神经颞支
"哨兵"静脉
颞浅筋膜
颞深筋膜浅层
颞脂肪垫
颞深筋膜深层
颞肌
颊脂肪垫颞部延伸
下颌骨

颧弓
咬肌
腮腺
SMAS
皮下脂肪
皮肤

B

帽状腱膜浅层
额肌
皮下脂肪
皮肤
帽状腱膜深层
格里德间隙层
骨膜（疏松）
眶上神经浅支
皱眉肌
帽状腱膜脂肪垫
骨膜（致密）
肉膜外脂肪
轮匝肌

图1-8　颞区横断面解剖

（2）颞区中层是位于颞深筋膜浅、深两层之间的颊脂肪垫浅层。颞融合线前方颞深筋膜的深层和浅层融合变为深层帽状腱脱。眉区深层帽状腱膜的临床意义是帽状腱膜脂肪垫和额滑动平面层位于深层帽状腱膜深方。因此，选择额部颞区入路手术时做骨膜下层分离比较安全。颞脂肪垫浅层从颞融合线向下延伸到颧弓号，并远至眶外侧壁。

（3）颞区第三层即最深层，是颊脂肪垫的颞部延伸部（图1-9）。它起自颧弓以上2～4 cm，将颧弓与颞肌分开，延伸到颊部和咽后间隙并与Bichat脂肪垫的其他延伸部融合。

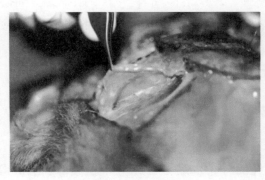

图1-9　颊脂肪垫

3. 下颌缘支

通常沿颈阔肌深面进入颈阔肌。除皱手术时将面颈部浅层 SMAS 和脂肪掀起以后可显示宽大的颈阔肌。降口角肌位于颈阔肌的浅面，它的许多肌纤维实际上与颈阔肌的肌纤维不可区分。此区内下颌缘下方的其他相关解剖还有颈外静脉和耳大神经。在覆盖胸锁乳突肌的筋膜上方解剖过深，可能损伤颈外静脉。如此静脉损伤则需将其离断或结扎。耳大神经从颈深筋膜穿出并位于耳下 6.5 cm 处跨越胸锁乳突肌筋膜。如此神经损伤应以显微神经血管技术加以修复，否则将可能出现永久性耳垂麻木。

4. 颈支

掀起颈阔肌以后很容易损伤到面神经下颌支（图 1-32）。做腮腺颈阔肌韧带解剖并准备掀起和旋转颈阔肌皮瓣时，下颌缘支神经主干有可能被切断。尸体解剖研究发现，81% 的病例下颌缘支位于面动脉后部下颌骨下缘的上面，19% 的病例位于下颌骨下方 1~2 cm 处。但临床研究表明，几乎所有病例下颌缘支均位于下颌骨下方至少 1~2 cm 处。一些患者因组织松懈和萎缩，神经可降至在下颌骨下方 3~4 cm。老年人或组织萎缩、变薄或颈阔肌分层的病人，及一些经过 SMAS 筋膜或颈阔肌手术的病人，其面神经可能比较浅表，位于不同层次颈阔肌纤维之间。这使得面神经下颌缘支在行深部结扎，电凝、折叠缝合或甚至用镊子、钳子时容易受到损伤。手术时头的位置也会影响神经与下颌下缘的相对位置。如患者颈部在手术时伸展，神经将降低。临床研究表明 15% 的病人面神经的下颌缘支和颊支之间有交通支，因此在这些病人中如下颌神经被切断，功能将很可能恢复。而对于其余的病人，该神经损伤将留下永久的缺陷。如果整个下颌缘支受到损伤缺陷将会很明显，但如果仅是颈阔肌的远端分支受到损伤，缺陷将会很轻微。

三、面部神经分布

（一）上面部

上面部包括额部、眉间、鼻根部、上睑和下睑。

（1）感觉神经的分布：眶上神经分布于额部、眉间和上睑，其细小分支在上睑呈三角形分布。滑车上神经分布在上睑和眉间内侧。眶下神经的下睑分支穿出眶下孔向上走行，呈三角形分布于下睑。颧面神经的几个细小分支分布于下睑的下方和内侧。

（2）运动神经的分布：面神经颞支向内上睑走行，并分布于上睑外侧的肌肉，支配额肌、皱眉肌以及眼轮匝肌上部肌肉的运动。面神经颧支经眼轮匝肌下部，在颧大肌、颧小肌中穿行，支配眶周以及下睑外侧的肌肉，其走行高于眶下神经下睑支。面神经颊支沿鼻外侧上行至鼻根处，并支配降眉间肌。面神经颞支和颊支共同支配眉间皱眉肌的内侧部分和鼻根处部分。

（二）中面部

中面部包括面颊和鼻子。

（1）感觉神经的分布：眶下神经沿着眶下区分布，一直从眶下孔分布至上唇，对中面部皮肤的感觉传导起着至关重要的作用。除了小部分区域由鼻睫神经（属眼神经的分支）的外鼻支支配外，外鼻主要由眶下神经支配。眶下神经的鼻外侧支沿鼻翼走行，部分分布于中线附近的鼻尖；眶下神经的鼻内支分布于鼻中隔黏膜，眶下神经的上唇支（最明显的分支之一）分布于上唇内侧至口角。

（2）运动神经的分布：面神经颊支分布于提上唇鼻翼肌、提上唇肌、颧小肌，以及颧大肌、笑肌、口轮匝肌的上部，并在面颊部形成许多小的分支，这些细小的分支可与眶下神经的上唇支在眶下区的上 3/4 相互叠加。

（三）下面部

下面部包括唇、下颌与下颌。

（1）感觉神经的分布：眶下神经的上唇支、颊支以及颏神经的角支分布于口角。颊神经走行于内侧，沿咬合平面走行至口角。下颌神经分布于下唇及颏部。颏神经从颏孔穿出，分布于下唇，包括口角和下颌。要注意，眶下神经和颊神经，颊神经和颏神经分别在口角上、下方交织形成神经丛，共同支配口角的感觉。

（2）运动神经的分布：面神经下颌缘支分布于颏肌、降口角肌、降下唇肌、口轮匝肌下部。要注意，由于个体的差异相对较大，三叉神经和面神经的临床实际解剖与传统的教科书上所写的往往会有很大的出入。三叉神经的面神经和皮神经是运动神经中为数不多的比较明显的神经，可在手术解剖中用肉眼看见，但有更多的、小的运动神经分支，像网一样彼此交织在一起，很难用肉眼分辨。因此，最好用某一平面来描述神经的分布，而不是具体的几条线。

四、面部神经阻滞麻醉

神经阻滞麻醉神经阻滞麻醉是在神经干、丛、节的周围注射局麻药，阻滞其冲动传导，使所支配的区域产生麻醉作用。神经阻滞只需注射一处，即可获得较大的麻醉区域，但对操作准确度要求较高，且有引起严重并发症的可能，故操作时必须熟悉局部解剖。

（1）眶上神经阻滞：眶上神经起自眶上切迹，眶上切迹位于额骨瞳孔正中线的内侧，如果从外部无法找到眶上切迹，可以通过寻找眶上孔来确定。将注射器针头直接刺入到眉下，在眶上切迹附近注射麻醉剂，要注意避免将麻醉剂注射到眼眶内。若有部分侧支未被常规神经阻滞，可在眼眶上方约1 cm处追加注射。

（2）滑车上神经阻滞：少数情况下（约30%），滑车上神经与眶上神经在眶上切迹一同出现，此时可以与眶上神经同时进行阻滞。然而，多数情况下（约70%），滑车上神经单独来源于额切迹，此时就需要在面中线外侧约15 mm，即额部中线外约1个食指宽的距离处，补充注射。

（3）眶下神经阻滞：眶下神经阻滞在美容外科治疗过程中比较常用，从口内或口外进针均可操作，两者的目标相同，都是从眶下孔穿出的眶下神经。眶下孔位于眶下缘口角垂线的上1/3；可在额部眶下孔投影位置直接进针注射。有部分医师习惯从鼻翼外侧进针，向外上方注射，但这种方法到达眶下孔的途径更为复杂。还有一种经口内入路的方法，即将注射器平行于上颌第二前磨牙长轴，向上方缓慢进针，当针尖到达眶下孔区时注射麻醉剂。这两种入路都需要谨慎操作，切忌将麻醉剂注射到眼眶内，以免出现复视。

（4）额面部神经阻滞：额面部神经起自额骨和额骨的交汇点，位于眉尾隆起处的外侧，支配眉毛外侧部及眉区，但其面部的标志并不十分清晰。因此，神经阻滞的效果不佳。

（5）颏神经阻滞：与眶下神经阻滞类似，颏神经阻滞可以通过口外入路或口内入路完成，两种入路的目标均是垂直口角下方2 cm处的颏孔。口外入路，注射器针头斜向后，或从内上方指向颏孔缓慢进针；口内入路可从下颌第二前磨牙区刺入，向后下方缓慢进针，在到达颏孔区域后，再注射麻醉剂。

（6）颊神经阻滞：颊神经于近上颌第二磨牙处进入口腔黏膜，然后向上走行于牙列内侧，另有一些分支向内下走行。颊神经主干支配整个颊区，包括口角外侧的黏膜和皮肤。颊神经阻滞应在近下颌第二磨牙颊侧进针，进针后平行于咬合面，沿下颌第二磨牙或下颌斜线颊侧缓慢注入麻醉剂。

（7）下牙槽神经阻滞：为彻底麻醉下颏区的皮肤，可由口内入路进行下牙槽神经阻滞。将针头置于第一前磨牙咬合面对面上方1 cm处，朝向磨牙后三角的中心点进针，当针尖接触到下颌支后，稍后退，然后注射麻醉剂。

（8）耳颞神经阻滞：耳颞神经阻滞是在耳屏前注射2 mL麻醉剂，可阻滞耳屏、耳郭前和外耳道的感觉，耳部的其他部分需要进行耳大神经阻滞。

（9）耳大神经阻滞：耳大神经沿胸锁乳突肌表面向上走行。将手放在患者的颈部识别胸锁乳突肌以及其边界，沿外耳孔到胸锁乳突肌边界中点之间注射麻醉剂，长度约6.5 cm。

第六节　面部血管分布

随着面部注射填充的操作越来越普遍，与血管有关的问题，如栓塞导致的皮肤坏死，甚至失明的概率越来越大。因此，有必要对血管走行进行更深入的研究。面部血管不仅包含动脉，还包括静脉以及其分支，且面部血管并不遵循特定的模式，个体差异性极大。注射操作均在盲视下进行，因此永远不可能完全避开每一根血管。

若对血管的分布与走行有足够的了解，能尽可能地将风险降到最低，大大提高注射的安全性。

一、面部动脉血管分区

1. 面颈部血供由颈外动脉提供

根据解剖标志，动脉血供被分为三个区域（图1–10）

（1）颧额缝与下颌切迹之间所画线的外侧是外侧区域。眶上孔与上颌第一磨牙之间所画线的内侧为中心区域。

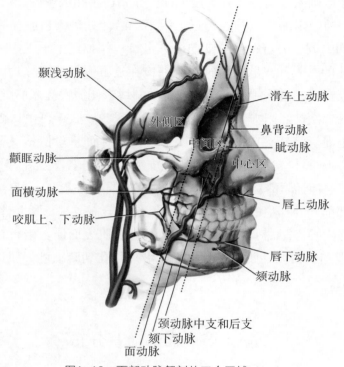

颞浅动脉

滑车上动脉

外侧区

鼻背动脉

中间区

眦动脉

中心区

颧眶动脉

面横动脉

唇上动脉

咬肌上、下动脉

唇下动脉

颏动脉

颈动脉中支和后支

颏下动脉

面动脉

图1-10 面部动脉解剖的三个区域

（2）外侧区域与中心区域之间是中部区域。外侧区域包括颞浅动脉的额支、颧眶动脉、面横动脉和咬肌动脉。

（3）中部区域包括眶上动脉、眶下动脉、面动脉、颏下动脉、颈中动脉和颈后动脉。中心区域包括滑车上动脉、鼻背动脉、眦动脉、额动脉和唇上、下动脉。

2. 根据所选择的技术不同，面部皮瓣的血供在很大程度上是由较少的几支皮下筋膜穿支动脉提供

除皱手术中面部皮瓣的面积按照面横动脉、颏下动脉、面动脉和颞浅动脉的血管对应范围来规则剥离。

（1）面横动脉皮肤位置大致为外眦的外侧3 cm 和下侧4 cm 处，与MeGregor 片段相对应。颏下动脉的皮肤位置大致为口角联合的下侧5.5 cm 和外侧3 cm 处。

（2）颞浅动脉额支的皮肤位置为耳郭根部前1 cm。面动脉的皮肤位置在

下颌切迹处。面中部皮瓣的皮下掀起需要分离颧韧带，随之需分离支配皮瓣血供的面横动脉。

（3）当面中部区域广泛剥离时，颏下动脉的皮肤血供也会受到影响。

（4）一些外科医生在行面上部解剖时常规结扎颞浅动脉。

（5）如果患者为非吸烟者，并且面部皮瓣皮下剥离得比较丰厚且并非特别薄弱，按常规分离支配皮瓣血供的面横动脉。

（6）颏下动脉及颞浅动脉的额支不会出现皮瓣耳前和耳后皮肤的坏死。因为有来自中心区的广泛的侧支血管，可以保证足够的血供。

（7）中心区的主要血供来自面动脉，常规 SMAS 除皱手术一般不应见到面动脉，除非解剖层面不适当进入到腮腺咬肌筋膜深方。

（8）当面横动脉、颏下动脉和颞浅动脉被分离出来后，千万不要结扎这些血管，因为此时面部皮瓣的整个血供是来自供应中心区的面动脉的回流灌注。

二、头面部的血供

（一）头、面部血供主要来自颈总动脉

右颈总动脉和右锁骨下动脉起自头臂干；另一侧的左颈总动脉和左锁骨下动脉分别起自主动脉弓。在胸锁乳突肌前缘，甲状软骨的水平线，可触及颈总动脉的搏动：在甲状软骨上缘水平线，颈总动脉分为颈内动脉和颈外动脉，面部的血供是由颈内动脉和颈外动脉共同提供的。皮肤等表浅组织的血供则由相应部位的动脉分支来提供，如来源于颈外动脉的面动脉、颞浅动脉、上颌动脉的面部分支，以及来源于颈内动脉的眼动脉的分支、眶上动脉、滑车上动脉、滑车下动脉等，这些动脉都伴随着相应的感觉神经。

1. 颈内动脉

通过颈动脉管进入颅中窝，为大脑供血，一部分进入眶区到达眶上内侧，为眼部、眶周以及泪腺供血。颈内动脉在入脑前除眼动脉之外，并没有其他分支

2. 颈外动脉

起自颈总动脉的动脉鞘区，共有8个分支，在起始处位于颈内动脉的前方和内侧，但在上升时则位于其外侧。

3. 眼动脉的面部分支

（1）眶上动脉

眶上动脉与眶上静脉同行，起自眶上切迹或眶上孔，供应上睑、额部和头皮区域的血供。

（2）滑车上动脉

滑车上动脉比眶上动脉更靠近内侧，供应上睑、额部和头皮区域的血供。

（3）鼻背动脉

起自眼眶内眦，与滑车下动脉一同供应上睑内侧部、泪囊和鼻背的血供。

（4）泪腺动脉

泪腺动脉是眼动脉最后、最小的分支，起自眶上缘外侧，供应上睑外侧的血供。

（5）外鼻动脉

外鼻动脉通过鼻骨和鼻软骨的连接处，供应鼻骨下方外鼻过渡区的血供。眼动脉的分支与玻尿酸注射后栓塞而导致的失明密切相关。

4. 上颌动脉的面部分支

（1）眶下动脉

从眼眶下的眶下孔穿出，分支成下睑支、鼻支和上唇支。

（2）颧动脉

颧动脉的2个分支，颧面支和颧颞支均沿着眶外侧壁的颧管走行。颧面支从颧面孔穿出，供应颧部和颊部皮肤的血供；颧颞支从颧颞孔穿出，供应颞部皮肤的血供。

（3）颊动脉

颊动脉在下颌支与咬肌之间的肌肉内走行，分布于面颊表面，供应颊侧的皮肤和黏膜层以及颊侧的磨牙牙龈的血供。

（4）颏动脉

颏动脉由下颌管内的下牙槽动脉分支而来，与颏神经一同从颏孔穿出，供应下颏、下唇和下颌切牙牙龈的血供。

5. 面动脉

面动脉是颈外动脉的分支，蜿蜒穿过角前切迹，经过咬肌前方，曲折走行至鼻根和眉间。已知面动脉走行于近面中部，并发出下唇动脉、上唇动脉、侧鼻动脉，最后终止于角动脉，负责大部分面部的血供。

（1）有部分解剖教科书上认为面动脉从下颌角一直走行到鼻根部。研究显示，角动脉在不同种族之间存在着很大差异，且造成这种差异的实际原因尚未明确。大约只有36.3%的韩国人的面动脉是一直走行到角动脉的，在其他种族中，日本人约为12%，土耳其人约为22%，只有4%的法国人半面部可观察到有角动脉，然而同为白种人的英国人却为68%。但有一点很明确，作者认为面动脉走行于"眼眶的角动脉"是错误的观点。只有30%的人可以观察到面动脉是对称的，面动脉血供不足的区域有颞浅动脉分支（面横动脉、眶上动脉、滑车上动脉）、眼动脉分支以及上颌动脉分支（眶下动脉、颏动脉）额外供血，有时对侧的面部动脉也可为这些区域提供血供。

（2）面动脉分支

上、下唇分支：面动脉斜向上走行至口角，分出上唇动脉提供上唇的血供，下唇动脉提供下唇的血供。鼻翼下支：从面动脉分出后，紧靠鼻翼走行至鼻小柱，与上唇动脉的鼻小柱分支合并，形成一条贯穿鼻小柱至鼻尖的动脉。鼻外侧支：从外侧至鼻翼，沿鼻外侧走行，与眶下动脉的鼻支及眼动脉的外鼻支相延续，提供鼻翼的血供。角动脉：是面动脉的终末端，又名内眦动脉，从鼻外侧分支后向上走行至眼角，终止于内眦区，然后分支到眼睑内侧和鼻部。还要注意，只有51%的人，可观察到角动脉是面动脉的终末支，其他人角动脉是从眼动脉分支而来。

（3）面动脉的典型分布模式：面动脉有下唇、上唇、鼻翼下和鼻翼外4个分支，这些分支的走向大致可分为3种类型。

6. 颞浅动脉

颞浅动脉是颈外动脉的终末支，自侧面部颞下颌关节与耳朵之间穿出，向上走行至头皮。

（1）颞浅动脉与耳颞神经相伴沿头部外侧走行，于颧弓下1 cm处分支出面横动脉，面横动脉向前走行，与面动脉分支合并，为腮腺和面颊提供血供。

（2）颞浅动脉继续向上走行，于颧弓上缘2~3 cm处分出额支和顶支。①额支较为粗大，有1个分支（94.8%）或2个分支（5.2%）的情况，经额肌外侧缘斜向走行，为该区域提供血供，额支在前上方与眼动脉分出的额支相吻合。此解剖结构与栓塞后导致失明相关。②顶支向后与耳后动脉和枕动脉相吻合，此解剖结构与栓塞后导致脱发相关。另外，额肌与顶支亦通过一些小血管相互吻合，故一旦出现玻尿酸栓塞，可能出现大范围扩散。

（二）面静脉

面静脉位于面动脉后方，多数情况下与面动脉相伴行，但走行方向正好与之相反，在眼眶、额部、头皮和上睑区域走行于眼上静脉之上，上唇、鼻外侧处与下睑静脉汇入眶下静脉，进入颞下区和翼丛。面静脉相比面动脉，反向弯曲要少，但存在着更大的个体差异。

1. 内眦间静脉

内眦间静脉是由眼角处的眶上静脉和滑车上静脉汇合而成的，有两个不同的分支，一支进入眼眶继续向上至眼静脉，另外一支在面部表浅向下走行，成为面静脉。约有71%的病例，可在眉间皮下看到内眦间静脉；约有63.4%的病例显示，内眦间静脉沿双侧内眦连线走行；还有7.3%的病例显示，内眦间静脉走行要低于内眦连线，走行于皮下浅层，而非降眉肌肉。面静脉斜向后下方走行至下颌角，接收面部众多血管的静脉回流。

2. 外鼻静脉

外鼻静脉起自鼻外侧，与眶下静脉分支相连接。

3. 面深静脉

面深静脉与面部深层的翼丛相连接。

4. 唇静脉

唇静脉起自上、下唇，上唇静脉与眶下静脉相连接，下唇静脉与颏静脉相连接，继续向下沿角前切迹走行至颈部。

5. 下颌后静脉

下颌后静脉向下走行，与腮腺的分支汇合，从腮腺下缘穿出。

6. 颞浅静脉

颞浅静脉接收头外侧静脉的分支，在耳前向下走行并进入腮腺，并与颞部下方腮腺内的上颌静脉汇合。

静脉的连接：由于面静脉缺乏瓣膜，且连接的分支相对较少，因此每个连接点都相对比较重要。面静脉与角静脉的连接：来自内眦的静脉血，流至面静脉，再向下至颈部，或通过眼上静脉到达眼眶。面静脉通过角静脉，直接与眼上静脉连接，然后再汇入海绵窦，此处的血流速度非常缓慢。翼丛和海绵窦间的连接：来自面动脉的静脉血流向面深静脉，再进入颞区下的翼丛，在颅内与海绵窦相连接。

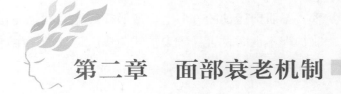

第二章　面部衰老机制

美丽绝非仅限于皮肤。同样，随着时光的流逝，我们面部的衰老也不只局限于皮肤。当整形外科进入成长与发展的第二个世纪之时，我们已经继承了有效的手段和武器来逆转衰老的变化。然而直到踏入新千年，我们才开始真正理解衰老的进程。每个人都会按照预期模式衰老的事实告诉我们，在我们开始行使使命去帮助患者恢复其青春容颜之前，我们需要了解某些关于解剖学方面的基本事实。为何在面部和颈部的特定区域更易于老化是我们必须明白的另外一个问题。为了再塑美丽的容颜，我们必须与衰老抗衡。

第一节　衰老的原理

目前，最普遍认可的理论是面部衰老是由于重力的累积效应导致软组织逐渐下沉。随着时间的流逝，面部软组织从表面发生下垂，形成了特征性的皱纹、沟纹和皱襞，最终形成了一种由于组织冗余而显衰老的面孔。然而，软组织的重力性下沉过程很复杂，包含着一些独特的因素。最重要的因素之一是光化学的损害或称日光性弹性组织变性。

一、光化学损伤

广泛的日光损伤会使一些仅仅20多岁的女性就出现明显的皮肤老化，尤其是在有遗传性或环境性的易患因素存在时。当女性30多岁时，雌激素水平开始下降，皱纹在她们的脸上开始日益明显，皮肤开始失去胶原蛋白和弹性蛋白，尤其如果她嗜烟或经常未抹防晒剂便暴晒于烈日之下。在女性40多岁的后期，她的皮肤细胞更新率开始减慢。于是，表皮变得比较松弛，皮肤在垂直于肌肉运动的方向上形成皱褶。尤其如果光化学损伤持续存在，并且皮肤护理不良时，会导致表情线与皮肤沟纹的产生。最后，形成了菲薄、缺乏弹性并满布皱纹的皮肤。

二、皮肤松弛

当怀孕或生活压力增大时，不可避免地会出现快速的体重增减，这种牵张力导致了老化皮肤的松弛。当绝经期到来时，由于雌激素水平迅速降低，雄激素水平相对增加，皮肤进一步变薄，表皮变得非常不规则，而且皮下脂肪层也会在后来逐渐萎缩。皮肤血流量的减少导致了皮肤进一步松弛和粗糙。皮肤最终开始失去自我修复的机能，变得干燥脆弱并愈加薄。冗余而有皱纹的皮肤出现，并且随着自我修复能力的下降，老年斑开始出现。

三、筋膜及韧带松弛

在40岁时，人体的基础代谢率达到顶峰。随后，它开始以每十年4%～5%的速率下降。新陈代谢的下降使女性即便维持与其20多岁时同样的健康饮食和体育锻炼也会易于发胖。在其40岁前后，随着体重的增加，脂肪也会在其面部成比例地积聚。脂肪组织在身体某些部位的积聚称作"仓库"，分布于浅筋膜的深层。这些仓库多在腹部、臀部、大腿和侧腰部。在面部和颈部，类似的仓库在眼周和眼下，颊的前、中部和颏的下方，与肌肉不同，脂肪组织仅仅由筋膜韧带所支持。经过多年的拖拽和牵拉，这些筋膜韧带再不能恢复其弹性张力。筋膜和韧带逐渐加重的松弛与脂肪成比例增加是一个相互关联的过程，加速了衰老进程。对于大多数40多岁的女性，脂肪连同携带它的筋膜便开始下垂。

四、深层脂肪萎缩

雄激素水平在人体40多岁后期逐渐下降，在其50多岁、60多岁陡然滑落，脂肪主要在深层堆积，相反在皮下层的脂肪却逐渐减少。当受到深层脂肪袋沉重的拖拽和下移作用时，菲薄、脆弱而松弛的皮肤非常易于下垂。与很少受到光化学损伤的躯干不同，面颈部是最易受累的。所有软组织成分的下垂决定了面部的形态。

五、腺体组织的萎缩

与面颈部衰老相关的次要因素是腺体组织的萎缩。面颈部腺体和淋巴组织的分布密度在人体各部位中是最高的。腺体组织是保持年轻面容紧实的重要因素。随着年龄的增长，面颈部的腺体组织逐渐萎缩，继而软组织失去了其坚实性。当雄激素水平在更年期下降的时候，这种效应变得尤为明显。光老化、进行性面部脂肪、筋膜、肌肉和韧带的松弛下垂以及腺体的萎缩共同导致了软组织的多余，被视为衰老的面容征象，由于解剖关系的特殊性，颈部的特定区域会按可预见的模式老化。

举例来说，中面部脂肪垫的下垂、支持韧带的松弛、日光性弹性组织变性和光化学对皮肤的损伤导致了明显的颊部皱纹、颧颊部、鼻唇沟和颧下部凹陷。反复眯眼视物所致的眼轮匝肌进行性下垂和松弛、日光性弹性组织变性和眼周皮肤的光损害、进行性眶部支持韧带和眶隔的松弛，共同导致了眼周"鱼尾纹"下眼袋和颧部赘肉的形成。颈阔肌进行性萎缩和下垂松地、下颌韧带支持力下降、颈部皮肤的光损害和日光性弹性组织变性，以及颈部脂肪的堆积，引起了颈部皮肤的褶皱、颈阔肌束带的形成和软组织的松弛，形成了类似"火鸡颈"样的表现。

六、面部骨骼吸收

面部衰老的另外一种不明显但更为险恶的因素是面前部骨骼的吸收。骨骼的吸收主要表现为进行性的骨质疏松，其结果是丢失 1/3 或更多的骨密度。一半以上超过 50 岁的女人都会患上骨质疏松症。骨质疏松症常常表现为上、下颌骨前面的骨质吸收，这也是引起脱牙的主要原因。

（1）上颌骨梨状区的骨质吸收会导致常见的老年后鼻面角减小的现象。

（2）眶下缘部位的骨质吸收，尤其使男性眶下缘下延并内陷，形成了我们常常观察到的"老年化的眶部征"，临床表现为侧眶部出现泪槽、外眦角呈弓状伴随下侧方的结膜外露。

七、人种差异

1. 白种人是长头型和中头型，而东亚人则表现为短头型，即头宽度与头长度的比例相对要大

东亚人最大头长与最大头宽的比值为80%，与白种人相比：眉间略低于最大头高的2/3；鼻中隔下点略低于眉间中点；唇珠点位于面部的下1/3。因此，东亚人的面部比白种人要小，五官的位置偏低。

2. 东亚人比白种人的面部要平坦得多

鼻子低平、侧面部平坦、颧骨更向前外侧凸出、下颌角更加明显为东亚人典型的面部特征图。颅长宽指数指颅骨的长度与宽度的比值，东亚人通常表现为圆颅型（短颅），该特征在女性中表现得更明显。颅长高指数指颅骨长度与高度的比值，东亚人性别差异并不明显。颅宽高指数指颅骨的宽度与高度的比值，亚洲男性通常表现为高颅顶，而女性通常表现为平颅顶，有明显的性别差异。上面部指数指面部宽度与高度的比值，有助于识别面部形态，东亚人无论男性还是女性都接近窄面部。横向颅面指数指颅骨宽度与面部宽度的比值，可以识别颧骨和颧弓的凸度。东亚男性这一比值较高，即男性颧骨区域比女性更加明显。前凸横额指数是颧额部形态的指标，亚洲女性大多表现为额部狭窄。额顶骨指数指额部最小宽度与头最大宽度的比值，从上方观察确定额部的形态，东亚人男性和女性都表现为窄额部。额颧指数是指额部宽度与颧骨宽度的比值，东亚人女性该项比值表现较高，表明她们的面部形态比男性更趋近于椭圆形。

3. 面部特征

（1）鼻指数指梨状孔高度与宽度的比值，在东亚人中有着很大的变化范围，即东亚人鼻部形态的个体差异很大，多数人是中等高度的鼻。

（2）眼眶与睑裂同样是面部特征之一，可以清楚地显示出东亚人的面部特征。眼眶指数，即眼眶的宽度与高度的比值，表现出明显的性别间的差异。双侧眼眶的高度相似，但是右侧眼眶的宽度往往会更宽一些，呈椭圆形。眼眶的大小与颧骨发育密切相关，眶间宽度可用来作为判定种族的标准。与其他东亚民族的对比研究发现，韩国人是少数拥有高眼眶的亚洲人，但多数韩国人仍是中眶型。与白种人和非洲人相比，东亚人有不同形状的睑裂，这决定了眼

睛的形状的不同。韩国的人睑裂通常短且倾斜，并带有内眦赘皮（57%）。

（3）颧骨与颧弓：颧骨突起在东亚人群中尤为明显，是一个重要的形态学特征。韩国人的额骨在东亚人的颧骨平均值内，通常右侧会比左侧稍大，男性的颧骨要比女性大，但女性的颧骨更有棱角。韩国人颧弓的宽度要大于日本人，但比其他多数东亚民族要小。

（4）性别差异：在包括韩国人在内的其他东亚人种族里，男性与女性之间的尺寸差异很明显。韩国女性的头面部尺寸约为男性的96%，白种人女性头部尺寸大约是男性的90%。因此，白种人的性别差异要比韩国人大得多。

（5）对称是一个重要的审美因素，对称的面部要比不对称的面部更加美观。多数人的右脸要比左脸长，而左脸要比右脸宽，这是普遍存在的情况，不分种族。

在生命的过程中，衰老是自然规律。随着人类平均寿命的延长，人们开始重视生命的质量，对衰老过程的研究越来越多。对衰老特征的研究，是注射填充和肉毒素治疗的重要基础。

所有的组织都会随着年龄的增长而变化，从视觉上很容易看出组织的萎缩、移位和下垂。皮肤真皮层会慢慢失去胶原蛋白、弹性蛋白和透明质酸，变得干燥而无弹性，从而产生静态皱纹。

第二节　硬组织衰老机制

与面部老化相关的解剖结构，包括面部骨骼、脂肪组织、纤维结缔组织和面部肌肉。骨组织构成面部的基本框架，骨的重塑贯穿人的终生。但随着年龄的增长，骨骼的吸收加速，眶缘、上颌骨以及下颌骨等骨骼的边缘区域形态发生变化，因此会缓慢发生眶缘扩大、上颌骨缩短、下颌骨的长度和高度减少等现象。

一、眶骨

眶下缘外侧的骨吸收是鱼尾纹和外侧眶睑沟形成的原因之一，同时骨支撑减弱使外侧上睑受下睑牵拉，加重"睑外侧下垂"的表现。眶上缘内侧部的骨吸收可导致内侧眶上缘的上移，使眉头也随之上移，令眉线变得平坦，给人外侧眉毛下垂的老龄化感觉。与此同时，眶周的骨骼也发生着变化，如眉间角，即眉间最突点至鼻额缝的连线与 SN 平面（即与水平面平行且过蝶鞍 – 鼻根连线的平面，为颅面部测量常用平面）夹角，表现为随衰老而减小，这些均源于眶骨老龄化所成锐角的改变。

二、上颌骨

出生时上颌骨的横径和直径大于垂直径。额突明显，上颌体较牙槽突小，牙槽几乎到达眶底，上颌窦只是鼻腔外侧壁的一条沟。随着牙槽的发育和上颌窦的加大，上颌骨的垂直径在成年时达到最大。老年人或早年牙齿全脱落后，由于上颌骨外侧骨板较内侧骨板疏松，而使上颌骨牙槽向上向内吸收，外侧骨板较内侧骨板吸收多，结果上颌骨的外形逐渐缩小。由于牙槽嵴的高度与大小不断萎缩削减，以至切牙乳突、颧弓与牙槽嵴顶的距离逐渐接近甚至与之平齐。腭穹隆的高度也相应变浅变平。

三、下颌骨

出生时下颌骨中央仅以纤维性颏联合联结在一起。此时，下颌体仅为一壳，包裹着不完全分离的乳牙牙囊，下颌管靠近下缘，颏孔开口于第一乳磨牙之下，且方向直接朝前，喙突高于髁突。出生后第 1～3 年，随着下颌体的逐渐加长以及颏的发育，颏孔的方向从向前渐变为向后上。成年后颏孔几乎水平向后，以适应颏神经穿出方向的改变。髁突软骨的发育使得下颌支获得垂直增长和下颌骨整体的增长，主要是向下和向前的增长。随着牙根和牙槽的发育，下颌体深度不断增长。成年的颏孔位于下颌体上、下缘中部，下颌管几乎与内斜线平行。老年由于牙齿脱落和牙槽区的骨质吸收，下颌管和颏孔接近下颌体上缘，有的甚至可见下颌管直接位于下牙槽黏骨膜下。

四、梨状孔和鼻骨

梨状孔由两侧上颌骨和鼻骨围成，其老化的主要表现是面积增大、梨状孔点后移和梨状孔角的变化，梨状孔的这种老化改变不但导致中面部骨性支持减少，而且由于梨状孔缘是鼻翼附着的区域，使得鼻翼和鼻小柱向后上移动，随之造成鼻尖下垂和鼻唇角减小的表现。

鼻骨与梨状孔不同，鼻骨并未随着年龄增大而出现十分显著的改变。鼻骨下部在发育阶段略微地向前下方生长移位，这决定了发育完成之后鼻子的形态。此后，鼻骨下缘开始随着上颌骨一起发生着持续的骨吸收，但其吸收的绝对量要远远小于上颌骨，而鼻骨上部则一生都没有特别显著的变化。尽管在发育期，鼻根相对于前颅底有一定的水平移动，但成年后鼻骨的位置变化相比于其他部位可算是相当稳定，正是这个特点保持了内眦较稳定的位置。

第三节　软组织衰老机制

面部皮肤衰老的速度有明显的种族和个体差异，这与遗传和人体内外因素的影响密切相关。其组织学变化为真皮层乳头变低，弹力纤维失去弹性而断裂，胶原纤维更新缓慢并出现变性，细胞间质透明质酸减少，真皮含水量减少，汗腺和皮脂腺萎缩，表现为皮肤变薄、干燥、失去弹性而松弛，并出现皱褶和老年色素斑。

一、皮肤衰老分度

根据皮肤组织学变化程度和皱纹的深浅，可将皮肤衰老分为三度。轻度：面部肌肉活动时可见细而浅的皱纹，活动停止皱纹也随之消失。中度：面部静态时已能看到皱纹，但当牵拉和伸展皱纹两侧皮肤时，皱纹消失。重度：粗深的皱纹当牵拉两侧皮肤时也不消失，这时真皮层的弹力纤维已经完全断裂。中国人面部皮肤最早也最明显衰老的部位是上下睑、眼角和额部，而口周放射状细皱纹则是最迟出现的。

二、面部脂肪分区

（1）面中部浅表脂肪层由鼻唇沟脂肪分区、内侧颊脂肪分区、中部颊脂肪分区、额颞脂肪分区、上睑脂肪分区、下睑脂肪分区、外侧睑脂肪分区构成。在老化过程中，浅表脂肪分区，如鼻唇沟脂肪分区的脂肪细胞肥大，而深部脂肪分区，如深部内侧颊脂肪分区脂肪细胞萎缩，并且受性别、体质量指数的影响。在老化过程中，脂肪分区向下方迁移，出现眼轮匝肌下缘新月形凹陷、鼻颧皱褶加深。脂肪分区向下迁移不是重力作用的结果，而是颊脂肪垫的颊外延部容量萎缩的结果。颊脂肪垫的颊外延部萎缩导致内颊脂肪分区和中颊脂肪分区失去支撑，加重了这些脂肪分区的下移。面中部脂肪分区老化的另一个理论是脂肪分区容量向下方转移。此发现提示，应用自体脂肪移植进行面部年轻化时，应降低脂肪分区下部容量，增加脂肪分区头侧容量。鼻唇沟脂肪分区、内侧颊脂肪分区头侧容量降低将加重泪沟、鼻唇沟、睑颧沟，然而扩容鼻唇沟脂肪分区下部，会导致更明显的鼻唇沟和下颊赘肉。扩容深部内侧颊脂肪分区和鼻旁深部脂肪分区，即三角脂肪分区，能够达到改善甚至消除鼻唇沟的效果。

（2）深脂肪层由眼轮匝肌下脂肪分区、深部内侧颊脂肪分区构成。

第四节　韧带衰老机制

面部老化不仅仅表现为表层皮肤的松弛，同时也存在着面部软组织解剖位置的下移，其原因之一是支持固定韧带变薄、松弛。

颧弓韧带变薄、松弛后，颧部软组织下移，向鼻旁堆积，形成了深陷的鼻唇沟；颌骨韧带变薄，下颌部软组织下移，则出现重颌；咬肌皮韧带松弛，颊部软组织下沉出现"羊腮"。

总之，面部支持韧带的作用一旦减弱，面部脂肪将下降至表浅筋膜和深筋膜中间，面部老化的特征性体征出现。

第五节　面容衰老的复杂变化

睑周的老化过程伴随着复杂的睑缘骨性组织、眼轮匝肌支持韧带、浅层脂肪组织、深层脂肪组织以及眼轮匝肌的老化过程。眼轮匝肌反复运动形成眶外侧缘的鱼尾纹。当老化进一步发展，眶缘骨性组织被吸收的同时，承载压力的眼轮匝肌支持韧带弹性减少，最终脂肪突出，形成眼袋与泪沟。眼袋的膨出可进一步使泪沟加深，其尾端不断延伸，可与鼻额沟相连接。

口周的老化进程是包括上颌骨、下颌骨、下颌韧带、深层脂肪组织、浅层脂肪组织以及口周肌肉共同老化的复杂过程。在青年时期，鼻唇沟即可出现在上唇边缘与颧部浅层脂肪的间隔中。当身体老化时，鼻唇沟上方的浅层颊脂肪间隔下垂，使颊部变得空虚，而鼻唇沟变得更深。降口角肌的收缩运动，会在降口角肌内侧边界形成唇下颌沟，严重的唇下颌沟可与鼻唇沟相连接。

随着老化的进展，颊部浅层的脂肪组织开始下垂，由于下颌韧带的支撑作用，下颌韧带两侧的脂肪组织下垂，致使下颌中部出现凹坑。若下颌韧带弹性降低，以及下颌骨吸收加速了支撑的丧失，下颌软组织的松弛就会更加严重。随着年龄的增大，不仅下颌骨和上颌骨会被吸收，牙槽骨也会被吸收。由于上颌骨吸收的速度比下颌骨要快，会使下巴看起来向前突出。牙齿和牙槽骨的缺失，还使口周的皱纹进一步加重。

第三章 面部填充材料

最早的填充注射微整出现在1893年，面部填充材料选择自体脂肪，并且至今仍广泛应用。其优势是具有较好的生物相容性、稳定性以及多功能性；劣势是脂肪需要从身体其他部位提取，主要是腹部及大腿，这将可能造成供区的相关并发症的发生，并且脂肪的分离纯化以及融入宿主组织等技术完全依靠医生的手法，因此难以得到推广。

20世纪初，注射微整行业取得了首次突破性进展，报道出现在维也纳，采用人工合成材料－液体石蜡作为填充注射剂，优势是来源广泛，原材料易得；劣势是生物相容性差，患者开始出现严重的异物和肉芽肿反应，导致面部畸形，甚至引发危及生命的肺栓塞致使公众对注射整形业的强烈不满。20世纪60年代，面部注射硅油以及合成聚四氟乙烯糊状注射剂相继出现，在美国、德国以及日本广为流行，但同样因为材料的生物相容性差，造成严重的延迟并发症被美国食品药品监督管理局（FDA）否定。

1981年，FDA批准用于化妆品的第一个注射用填充剂牛胶原蛋白，商品化的牛胶原蛋白为Zyderm（Inamed，现在叫Allergan），其在凹陷性瘢痕、唇部填充等方面取得了不错的效果，成为注射微皱的新选择，优势是可注射性好，淡化细纹的能力高，劣势是蛋白含量较高，机体易产生抗原反应，出现过敏症状，需要2次间隔的皮肤试验，而且，牛胶原填充效果维持时间较短。最近，人胶原也开始应用于临床，有报道从尸体或自体提取胶原成分行填充注射，这些新型填充物不需要做皮试，其效果和人胶原产物无异，但维持时间与牛胶原相仿。这些胶原产物由于易于注射、可塑性较强，可应用于诸多部位，以唇部填充效果最佳。直到21世纪早期，透明质酸凭借具有独特的理化性质、生理功能以及良好的生物相容性，逐步在整形美容行业得到广泛应用。2003年，FDA批准了第一种透明质酸皮肤填充剂，商标为Restylane（Galderma），用于短效软组织填充。

第一节　透明质酸

透明质酸（Hyaluronic acid，HA）是人体组织成分之一，是由成纤维细胞、滑膜细胞、内皮细胞及角质形成细胞等通过酶促过程合成的糖胺聚糖，主要存在于皮肤中，其具有线性结构，由D-葡萄糖醛酸和N-乙酰基-D-葡萄糖胺的多糖片段交替排列组成。其作为细胞外基质的主要成分，在皮肤新陈代谢、水合作用、维持组织结构和功能及细胞增殖分化迁移中起重要作用，其可吸收相当于自身重量500～1000倍的水分，是天然的保湿润滑剂。透明质酸于1934年首次在眼玻璃体中被发现，并于1964年在体外合成。它是脊椎动物组织中细胞外基质（ECM）的主要成分之一，包括结缔组织（如真皮）、滑膜液、眼球玻璃体和房水、脐带和透明软骨。与胶原蛋白相比，它没有物种或组织特异性。自FDA于2003年12月批准透明质酸用于面部除皱以来，HA已逐步成为最常用的皮肤填充材料。

一、透明质酸理化性质

随着年龄增加，透明质酸和脂肪细胞逐渐减少，结缔组织中的胶原蛋白和弹性纤维的网络会分解，导致面部皮肤出现皱纹和褶皱。透明质酸填充剂一般被用于修复这些皱纹和褶皱，是通过补充体内随着时间推移而逐渐耗尽的透明质酸，进而起到增强面部皮肤美观性的作用。

（一）透明质酸的物理性质

透明质酸是由葡萄糖醛酸和N-乙酰葡萄胺双糖单位反复交替连接而成的一种均聚物。透明质酸钠为透明质酸的钠盐形式，分子量为401.3 Da。透明质酸钠分子的物理性质与其三级结构有着直接关系，在低浓度的透明质酸钠水溶液中，透明质酸钠分子形成一个充分自然卷曲的"线团"。随着透明质酸钠浓度的提高，分子与分子间发生重叠，也就促进了透明质酸钠分子与分子间非共价键之间内作用的产生。其物理性质包括光谱学性质、黏弹性、假塑性、水合作用、依数性、润滑作用、稳定结构的作用、扩散

1. 光谱学性质

有报道，采用 ALPSH 型傅里叶变换红外（FTIR）光谱仪（美国 Bruker 公司）测出透明质酸钠的 FTIR 光谱来表征透明质酸钠的一级结构，透明质酸钠对照品为 Sigma 公司生产。供试品与对照品光谱全谱谱形可对透明质酸钠作定性鉴别和物相分析，并能对透明质酸钠特征峰进行归属。通过对透明质酸钠的 CD 分析表明，透明质酸钠具有有序结构，并可推断透明质酸钠在水溶液（0.1 mg/mL）中主要的二级结构为 β-折叠。

2. 黏弹性

透明质酸钠分子在溶液中具有网状结构，这使其具有溶液的黏性和凝胶的弹性这一双重特性，被称为黏弹性。当透明质酸钠溶液所受外界剪切力不足以打破透明质酸钠分子与分子间的内作用力时，溶液中的透明质酸钠分子间仅发生滑动，分子间作用力可随即恢复，此时透明质酸钠溶液表现为黏性。当随着外界剪切频率的提高，透明质酸钠分子间的内作用力破坏后，分子没有足够的时间解开彼此间的缠绕，此时透明质酸钠溶液表现为弹性。Balazs 提出以处于一定剪切速率下的透明质酸钠溶液黏性和弹性各占的百分比来评价透明质酸钠的黏弹性。

3. 假塑性

在透明质酸钠溶液中，随着透明质酸钠溶液的流速增加，透明质酸钠分子在流线中变形和拉长，并占据较小的空间，使溶液的阻力减小。因此随着剪切速率的提高，溶液的黏度降低，表现为假塑性。在高剪切速率的情况下，透明质酸钠溶液的黏度取决于浓度（分子间的空间大小），与透明质酸钠分子量无关。当剪切速率达到一定值时，相同浓度、不同分子量的透明质酸钠溶液会有相同的黏度；在任一剪切速率的情况下，相同分子量的透明质酸钠溶液的黏度与浓度呈正相关性。

4. 水合作用

透明质酸钠是一个高分子量的线性多糖，在水溶液中随机扩展呈线圈状，可以任意卷曲、伸缩，因此在极低的浓度时认为是溶质与溶质的相互作用。透明质酸钠的每个分子均能够完全自由地伸展，并在组织中占据最大体积。透明质酸钠分子能够最大程度地结合溶液中的水分，并且透明质酸钠分子在溶液中伸展的程度越大，水合量也越大，即在溶液中占有的体积也就越大。单个透明质酸钠分子的水合能力为 $(2\sim6)\times10^3$ mL/g，即每个透明质酸钠分子可以结合至少自身质量1000倍的水分。

5. 依数性

透明质酸钠溶液的依数性（如冰点、渗透压等）与透明质酸钠分子内和分子间氢键及疏水区域的相互作用有关。无机离子的种类对这种分子内和分子间的作用也有影响。光散射和聚丙烯酰胺凝胶电泳的实验证明，在水溶液中含氯化钠时，透明质酸钠分子间存在缔合反应，而含氯化钾时，这种缔合反应则不存在。这可能是由于分子链间的缔合有无机离子桥的存在。另外，不同盐溶液对水分子结构的不同影响也导致了上述缔合的稳定程度不同。

6. 润滑作用

透明质酸钠溶液具有的卓越的流变学特性使其具有润滑关节和组织的作用。关节滑液和1%～2%的透明质酸钠溶液显示出相似的黏弹性作用，透明质酸钠溶液中其分子高度水合，黏度随浓度呈指数上升。当透明质酸钠的分子链缠绕在一起时，链之间发生相互作用，形成"螺旋线圈"，具有一定的机械强度。溶液的黏度明显依赖于剪切力，同一浓度的溶液在高、低剪切力下，黏度可差数千倍。这些特性对于润滑作用是极为理想的，现已证实透明质酸钠能够分离绝大多数组织的表面，润滑其相互接触面，是关节、骨骼肌纤维之间滑动的润滑剂。

7. 稳定结构的作用

透明质酸钠在韧带和其他一些组织中扮演着结构物质的角色。在韧带中，蛋白多糖特异性地结合在透明质酸钠分子链上，这种结构就是通常俗称的结合蛋白。该聚合体的分子量可达到108 kPa，它沉积于胶原蛋白形成的网状结构中。如果韧带中缺乏这种蛋白多糖的内作用力，就无法保持韧带结构的稳定性。透明质酸钠亦可进入软骨表层与蛋白多糖结合。一个透明质酸钠分子可与很多蛋胶原纤维白多糖分子结合，形成关节软骨特有的大分蛋白多糖亚单位子，即聚合物。聚合物充填于受损的胶原网中，有助于将蛋白聚糖锚固在基质中，因蛋白聚糖含大量阴离子，使得软骨基质与周围透明质酸钠组织相比存在着渗透压的不平衡，促使周围水分向软骨基质聚集，从而保持了软骨基质的水合状态，使组织恢复弹性，并起到稳定透明质酸钠结合蛋白多糖结构的作用。

8. 扩散

在20世纪90年代末，Hardingham及其同事利用共聚焦－光脱色荧光恢复技术，并以异硫氰酸荧光素标记透明质酸钠，研究透明质酸钠在溶液中的横向平移扩散现象。其研究结论：透明质酸钠作为一种可溶入良性溶剂（如水）的聚合物，在该溶剂中与其他聚合物区分开来。除交织外，在高浓度中没有发现分子间相互作用的证据。

透明质酸钠的扩散行为在 pH 4～8 内变化较小；然而，由于在强碱性溶液（pH 12～14）中流体力学领域出现崩溃，即在高 pH 下，无论多黏稠的透明质酸钠，其黏稠度也会降低，降低 pH 效果则相反。碱的影响可能造成对透明质酸钠羟基电离。

依赖温度的透明质酸钠自扩散研究表明，扩散系数的平稳微小变化随着水的温度变化而变化。

透明质酸钠分子发生自缔合后，通过链与链相互作用将减少扩散，然而结合短寡糖不会影响扩散速度。在这种情况下，寡糖影响链与链的相互作用，但对透明质酸钠自扩散没有影响。

（二）透明质酸的化学性质

因透明质酸属于多糖，所以其具有糖的一些化学反应。糖的反应主要有羟基的酰化、醚化及成苷反应，功能基的氧化、还原及卤化反应，酯化与成盐反应等，现简述如下：

1. 酰化反应

酰化反应是指在有机物分子中的氧、氮、碳、硫等原子上引入酰基的反应，而酰基是指无机或有机含氧酸除去羟基后所余下的原子团。酰化反应的作用包括：①改变化合物的性质；②提高—NH。在化学反应中的稳定性，以满足合成工艺的需要，即暂时保护性酰化。

2. 醚化反应

醚化反应是指醇或酚类用脱水剂或烷化剂使之成为含醚键化合物的反应。药物分子的羟基经醚化后往往因脂溶性增加而出现新的作用。

3. 成苷反应

成苷反应是指糖分子中的活泼半缩醛羟基与其他含羟基的化合物（如醇、酚）或含氮杂环化合物作用，失水而生成缩醛的反应。产物称为配糖物，简称为"苷"，其结构包括糖基及非糖部分，糖供体及糖受体之间为苷键。

4. 氧化反应

近几十年来，糖氧化的主要进展是有关化学选择性试剂用于氧化糖中不同的羟基。其主要氧化剂有二甲亚砜、四氧化钙等，可将醇氧化为醛、醛酮或羧酸。

5. 还原反应

多年来，化学家限于用催化氢化及溶解金属进行糖的还原。随着硼氢化钠及氢化铝锂的发现，糖的许多还原反应变得更容易，而用硼氢化钠更安全些。

6. 卤化反应

透明质酸分子上的一个或更多羟基可被卤原子置换，其中，端基中心带卤原子的卤代糖是合成苷及寡糖的重要原料，用于 Koenigs-Knorr 反应。其他位置羟基被卤素置换的碘代、溴代及氯代去氧糖衍生物广泛用于取代及消除反应，碘最容易被置换，依次为溴和氯。氟代去氧糖用于上述反应太稳定，但常用作研究糖 – 蛋白质相互作用的探针。羟基置换反应、环氧化物开环、不饱和衍生物加成反应、游离基卤化及用 N– 溴代丁二酰胺氧化裂解苯亚甲基缩醛都曾用于将卤素引至糖上。

7. 酯化反应

将透明质酸羧基进行酯化可提高透明质酸钠的稳定性，抵抗透明质酸酶的作用，而又不影响其原有的许多性质如黏弹性、生物相容性及生物降解性。透明质酸分子中的羧基一部分与药物的羟基酯化，另一部分与不具有生物活性的醇酯化，可以同时达到提高稳定性和缓释的目的。透明质酸羧基还可与两种或两种以上的具有不同药理活性的物质酯化以缓释药物，或同时与惰性醇进行酯化，也可与金属离子成盐以兼顾产品的稳定性和溶解度。

8. 成盐反应

透明质酸可形成多种盐。在生理条件下与钠离子形成的水溶性透明质酸钠在制剂中最为常用。有的盐具有特殊的药理作用，如透明质酸金有较明显的抗炎活性，透明质酸锌可促进创口愈合等。透明质酸大分子聚阴离子与阳离子表面活性剂如氯化十六烷基吡啶等可发生沉淀反应，此类反应常用于提取制备透明质酸钠时的分离操作。

（三）透明质酸的生物功能

透明质酸钠作为普遍存在于结缔组织中的大分子糖胺聚糖，是构成细胞外基质（extracellular matrix，ECM）和胞间基质（intercellular matrix，ICM）的主要成分，并且能与细胞膜上的特异性受体或透明质酸钠合成酶结合，构成细胞周分子笼蔽（pericellular molecularcage，PMC）。由于透明质酸钠具有调节细胞功能、灭活自由基等生理活性，故在形态发生、血管生成、伤口愈合、疼痛控制和炎症反应中具有重要的作用。

1. 对细胞的作用

（1）细胞保护作用：实验证实，黏弹性的透明质酸钠能够保护细胞免受氧化作用的损害。研究显示透明质酸钠能够抑制由多核白细胞产生的一类氧自由基（超氧自由基、羟基自由基等）的破坏作用。透明质酸钠溶液所具有的保护作用与其黏弹性相关，将透明质酸钠溶液进行稀释将导致抑制作用的降低。此外，众多体内和体外实验研究证实滑液和软骨中的透明质酸钠溶液对细胞也具有保护作用。

（2）细胞增殖作用：实验中通过测定 H 标记的胸腺嘧啶核苷来确定细胞的增殖情况。结果显示，只有平均分子量为（2～3）×10^6 且浓度高于 0.1 mg/L 的透明质酸钠溶液才具有抑制细胞增殖的现象。低分子量的透明质酸钠溶液则表现为能够刺激细胞的增殖，尤其是含量在 0.0001～0.01 mg/L 的溶液刺激作用更为明显。

（3）细胞分化作用：透明质酸钠溶液能够有效地保护细胞免受细胞融合和随后的分化作用，并且不抑制细胞的正常复制过程。其作用已经由培养于透明质酸钠基质上的鸡成肌细胞模型所证实。同时，若在实验中将细胞的培养基质换为非透明质酸钠基质时，则上述保护作用消失。

2. 隔离细胞和润滑胶原蛋白的作用

透明质酸钠可以起到隔离细胞和润滑胶原蛋白的作用，有利于将紧密结合的细胞分开，便于细胞游走到需要增生的部位（如受伤部位）。透明质酸钠主要见于快速增生、重建和修复的组织之中。细胞表面结合的透明质酸钠可直接将外界生长的信号传递到细胞内，直接促进组织的增生、重建与修复，促进细胞外基质的功能恢复，使皮肤弹性、饱满度得以恢复。

3. 与透明质酸钠结合蛋白的作用及产生的生理功能

体内存在多种可与透明质酸钠特异性结合的蛋白质，主要分布在基质和细胞膜上，人们将这些蛋白质统称为透明质酸钠结合蛋白。目前，研究较为明确的细胞膜透明质酸钠受体主要有两类，即 CD44 和透明质酸钠介导受体。CD44 在不同细胞的表现形式可不同，具有众多的异构体。透明质酸钠介导受体是在成纤维细胞表面发现的，透明质酸钠介导的细胞移动就是通过该受体产生的。透明质酸钠与细胞具有双向作用机制。透明质酸钠的分子量决定其与细胞的作用强度，而细胞通过调节自身的受体密度来调整与透明质酸钠的亲和力，改变其作用强度。

4. 对血管生成的作用

无血管的组织如软骨、玻璃体等均含有高分子量、高浓度透明质酸钠，提示透明质酸钠具有血管生成抑制作用。皮下注射高分子量、高浓度透明质酸钠溶液可抑制血管生成。创伤愈合过程中，当局部透明质酸钠含量明显升高，透明质酸钠的分子量和浓度明显降低时，血管开始生成。婴幼儿由于皮肤中透明质酸钠的分子量及含量均较高而出现再生性愈合（无瘢痕修复）；而成人则出现纤维性愈合（瘢痕组织），新生组织含大量的纤维组织和毛细血管。透明质酸钠的分子量是决定其血管生成活性的主要因素。高分子量透明质酸钠具有抑制血管生成的作用，而低分子量透明质酸钠具有血管生成活性。

5. 对创伤愈合的作用

透明质酸钠在皮肤伤口愈合过程中也起着重要的作用，组织发生损伤后，局部透明质酸钠含量立刻明显升高。机体处于代谢稳定状态时，血液中的透明质酸钠作为骨架与纤维蛋白结合形成纤维网架。透明质酸钠对创伤愈合的作用包括：①透明质酸钠与血纤维蛋白结合形成复合物，在伤口愈合过程中发挥构造功能；②透明质酸钠与血纤维蛋白构成疏松的基质，利于细胞向基质内的浸润和转移；③透明质酸钠促进粒细胞的吞噬活性，调节炎症反应；④局部降解生成的低分子量透明质酸钠，促进血管生成。

6. 渗透压调节和分子排阻作用

透明质酸钠的亲水作用赋予组织一定的渗透压，对维持组织的正常状态具有重要作用。透明质酸钠的网状结构还发挥滤器和分子筛作用，调节大分子物质的扩散和转运，如在结缔组织内，调节细胞功能和血管内外物质的转运，阻止有害物的入侵，引导一些分泌产物如胶原纤维的定位沉积等。

（四）透明质酸分类

透明质酸填充剂可分为非交联和交联两类，由于天然或非交联的透明质酸（又叫非稳定透明质酸）在皮肤中可被透明质酸酶快速降解，通过对透明质酸链之间进行化学修饰形成交联透明质酸，可增加其稳定性及持久性。交联透明质酸又分为单相（黏性）和双相（非黏性）。单相透明质酸（monophasic hyaluronic acid，MHA）是由高分子量和低分子量透明质酸均匀混合而成。双相透明质酸（biphasic hyaluroni cacid，BHA）是指交联透明质酸颗粒悬浮在非交联透明质酸基质中。MHA 又分为单相单缩聚透明质酸（monophasic monodensified hyaluronic acid，MMHA）和单相多缩聚透明质酸（monophasic polydensified hyaluronic acid，MPHA）。MMHA 是均相混合后发生交联，MPHA 是先交联后混合。临床应用中，推荐高浓度、大颗粒的填充剂用于真皮深层，而低浓度、小颗粒者用于细纹。

交联反应一般指高分子链之间形成新的键，使之成为网状结构高分子的反应。交联分为化学交联、光交联及辐照交联。交联透明质酸的制备原理是使用一种或多种组合的化学交联剂，利用交联剂自身存在的相关官能团使透明质酸分子发生化学反应，从而使透明质酸分子之间交联在一起。通过交联反应使透明质酸分子延长、增大或降低其溶解性能，从而提高机械强度和抵御机体的降解作用。

透明质酸交联反应的分类方式有两种。第一种分类方式是依据透明质酸分子中参与交联反应的官能团数量来分类的，按照这种分类方法可将透明质酸交联反应分为三类：单交联的透明质酸反应、双重交联的透明质酸反应和多重交联的透明质酸反应。

单交联的透明质酸反应：指在交联反应过程中仅利用其分子上的一种官能团交联到另一个透明质酸分子上，从而获得一类透明质酸单交联衍生物。

双重交联的透明质酸反应：指在交联反应过程中利用分子上存在的两种不同类型的官能团交联到另一个透明质酸分子上，从而获得一类透明质酸双重交联衍生物。

多重交联的透明质酸反应：指在交联反应过程中利用分子上所存在的多种不同类型的官能团交联到另一个透明质酸分子上，继而获得一类透明质酸多重交联衍生物。

从交联反应的原理可知，交联工艺的重点是交联剂的选择和交联反应的控制。在交联反应中，透明质酸分子参与交联的官能团有羟基、羧基或经处理后形成的其他化学活性基团。根据所需目标产物和交联反应环境条件的不同，可选择和确定所需使用的交联剂。

透明质酸分子量高（50 kDa），可以结合大量的水分子（一个分子可以结合自身重量的1000倍）。随着年龄的增长，皮肤中透明质酸的含量会减少，从而导致脱水和皱纹。因为它的高稳定性、缓冲性能和高生物相容性，透明质酸是理想的软组织填充材料。

透明质酸在体内24小时内即在透明质酸酶、氧自由基的作用下降解，但降解后体积不发生变化，因此能够保持填充作用，根据浓度和交联程度的不同，透明质酸填充剂可以应用于真皮层的浅层、中层、深层以及皮下组织层。后续降解成单糖通常需要10～20天，因此透明质酸需要重复注射填充。为弥补透明质酸在组织中易降解，体内存留时间短等缺点，延长重复注射填充周期，很多透明质酸产品和研究中采用交联技术，以小分子交联剂把透明质酸分子连接形成网状结构，以提供防止透明质酸酶分解的化学屏蔽或活性氧，从而调控透明质酸在体内的降解速度，因此交联透明透明质酸比未交联的透明质酸在体内存留时间长，临床效果可维持18个月左右，且不良反应发生率较低。透明质酸自2003年被广泛应用以来，表现出优异的效果和可接受的安全性。它们不仅可用于改善鼻唇沟和唇纹，也可用于改善细纹和其他皱纹，并可填充深部组织容量缺失。

（五）交联透明质酸透明质酸材料

（1）最常见的改性方式是采用二乙烯基砜（DVS）。但是DVS作为机体的一种有害物质，是交联透明质酸引起不良反应的主要成分，所以必须进行严格的质量控制，1,4-丁二醇甘油二酯（BDDE）相对DVS具有毒性小、反应性好等优点，正逐步取代DVS作为交联透明质酸的主要交联剂，对透明质酸中葡萄糖醛酸的羧基的酯化也是常用的交联方法。

（2）除了采用小分子交联剂，与其他多糖、蛋白质等生物大分子制备复合材料，该方法也是调整透明质酸凝胶物理特征、体内降解速度等的方法之一。复合材料：透明质酸与羟丙基甲基纤维素的复合材料，利用羟丙基甲基纤维素在体内吸收速度慢的特征，在透明质酸被酶解吸收后羟丙基甲基纤维素维持填充作用并在2年左右被吸收。合成大分子聚乙烯醇也被用于和透明质酸与混合，制备复合凝胶。加入聚乙烯醇后材料的体内维持时间较透明质酸显著延长，且产品流变学特征得到改善。也有报道采用透明质酸－羟丙基甲基纤维素复合材料中进一步加入聚乙烯醇凝胶微球，利用聚乙烯醇凝胶微球刺激填充部位的胶原增生，改善填充效果，在注射隆鼻的临床应用中取得了良好的效果。近年来也有很多研究采用交联的方式将透明质酸与其他的大分子连接，制备复合材料。例如用环氧氯丙烷或1，2，7，8－二环氧辛烷等交联剂将透明质酸和琼脂糖交联，制备复合凝胶，得到的复合凝胶的流变学等物理特性和酶解速度均发生显著改变。

二、面部注射透明质酸抗老化作用机制

透明质酸主要通过空间填充及与水结合的能力发挥作用。但近年来有研究表明，透明质酸可通过刺激真皮胶原蛋白合成（发挥支架作用）、抑制皮脂腺分泌以及收缩毛孔等促进面部年轻化。

（一）刺激胶原蛋白合成

真皮的主要组分如胶原蛋白、弹性蛋白和基质均由成纤维细胞产生，其中Ⅰ型胶原蛋白是最主要的结构蛋白，占皮肤干重的90%并随皮肤老化而减少。研究发现透明质酸可刺激Ⅰ型胶原蛋白合成，研究者认为填充物引起的机械牵拉可刺激成纤维细胞上的机械感受器合成胶原蛋白、影响皮肤新陈代谢。但具体机制尚未明确，尚需更多研究，以确定其他类型透明质酸填充剂及在面部皮肤中是否也存在类似效果。

（二）抑制皮脂腺分泌

实验发现透明质酸可在体外有效抑制人类皮脂腺细胞增殖，并通过抑制CD44/RhoA信号转导，进而抑制人皮脂腺细胞中脂质合成，且其抑制作用呈剂量依赖性。

（三）收缩毛孔

有研究表明面部毛孔粗大可能与年龄、性别、体内激素水平、皮脂腺

分泌水平、毛孔周围皮肤弹性下降及毛囊体积增加、光照等有关，对面部毛孔粗大者行全脸低分子量透明质酸（low molecular weight hyaluronic acid，LMW-HA）注射，可改善面部毛孔粗大，并且明显改善皮肤光泽和色沉。

三、临床应用

（一）应用进展

透明质酸最早用于眼内和关节内注射，此外还用于声带的注射，以治疗声门闭合不全。交联透明质酸钠凝胶可有效矫正鼻唇沟，填补额头、眼周、口周等部位的皱纹，还可矫正泪沟畸形、丰唇、丰耳垂等。透明质酸也可与肉毒毒素、富血小板血浆及二氧化碳等联合注射治疗改善面部老化。

复数黏度和弹性模量较大的透明质酸，植入后向组织内扩散较少，且受面部肌肉运动时的外力影响较小，适用于鼻唇沟褶皱、木偶纹等方面的应用；弹性模量较小的透明质酸更柔软，适用于浅表皱纹等美容中应用。而复数黏度较小的产品，如 Belotero Balance，则具有良好的分散性，在皮下植入后能够分布均匀，因此，适用于较薄的萎缩皮肤区域。

皮肤填充剂的治疗效果与注射技术密切相关，透明质酸主要注射于真皮的中、深层，矫正中、重度的面部皱纹和皱褶。透明质酸的注射剂量应与注射部位的缺失量相等，不需要过量注射。对影响容貌美及患者要求较高的治疗部位，在注射治疗前可行生理盐水注射的预观察。注射层次应该位于真皮层，若注射过深甚至到达肌肉层时，则会使透明质酸被很快吸收从而导致效果缩短；若注射过浅则容易形成结节或面部肤色异常。注射时要注意动作轻柔，避开血管，以减少损伤。有研究表明，损伤后的炎症反应会加速透明质酸的降解，缩短治疗效果的维持时间。作为暂时性的皮肤填充剂，透明质酸常常需要重复注射，且重复注射的剂量要比上一次的少，随着时间的延长，重复注射的间隔也逐渐延长。

（二）注射方法

1. 术前沟通

术前沟通的一个重要目的就是要保证医师和患者讨论的是同一事件，医师必须完全明白患者的意图。在谈话时，可准备一面小镜子，使患者更准确地明白自己目前的状况。对患者提出的众多要求，选取最佳的治疗方案提供给患者。为了确认患者对注射的认知程度，医生可询问患者关于填充材料、填充效果以及填充禁忌证的理解。注射透明质酸只能维持短期的效果，并非永久。排除瘢痕增生高危患者（有瘢痕增生、瘢痕疙瘩等病史）。询问患者以前是否做过类似的注射，如果做过，他是否对结果满意。应询问患者是否有注射部位的单纯疱疹感染，因为注射创伤可能会重新引发感染。如果治疗部位有活动性炎症（如痤疮、皮疹等），应在炎症消退后再考虑注射。术前7～10 d应嘱患者停服任何减弱凝血功能的药物如阿司匹林、非甾体类抗炎药、元宝草、维生素 E 等。如果患者因某种情况而不能停止服用这些药物，则应向其交代易发生皮下淤血等风险。

注射前拍摄照片：术前卸妆、洗脸，患者取坐位，标记注射范围，常规消毒。注射前可行皮肤过敏试验。除对疼痛特别敏感者外，一般不需要麻醉。

2. 操作步骤

根据皱纹的部位和凹陷的程度，用左手拇指和食指从两侧向中间推挤或绷紧皮肤，与皮面呈5°角进针（针孔向上）至真皮中层、深层或皮下，其中抬头纹、眉间纹在真皮中层和深层行线形注射，鼻唇沟在真皮深层和皮下层行线形注射，鱼尾纹在真皮中层和深层行扇形和交叉注射，鼻根部和颏部在骨膜层行点状注射，边退针边均匀注射，直至皱纹或凹陷平复，勿矫枉过正。注射后轻轻按摩注射区域使其平整。对鼻根和颏部行点状注射后于外部塑形直至满意。停止注射后出针。注射部位用胶布固定，以防注射材料移位。部分患者可同时配合肉毒毒素注射，以加强治疗效果。注射后将注射区域冷敷15 min，以减轻疼痛等不适。

（三）透明质酸特点

与胶原类制剂相比，透明质酸有两个主要的优势：一是其结构在不同物种内无区别，无免疫原性；二是注射后在组织内的持续时间较胶原类长。目前，透明质酸类皮肤填充剂已经取代了胶原类产品，成为一种最常用的皮肤填充材料。与聚乳酸凝胶比较，透明质酸引起的细胞渗透更轻微，周围组织形成的薄膜更薄、更均匀。

（四）注射并发症及其防治

任何皮肤填充剂在注射后都会产生注射部位的肿胀、皮肤发红和瘀斑等反应，但若于注射后 2 周还未消退，可采用 5- 氟尿嘧啶、激素注射、激光、手术方法进行治疗。透明质酸注射近期的不良反应包括皮肤色泽的变化和过敏反应，远期的不良反应主要是结节形成、炎性肉芽肿和填充物移位等。导致不良反应的主要原因是感染和不当操作，比如注射的层次错误和注射的压力过大等。尽管透明质酸是相当安全的填充产品，出现的并发症也是可逆性的，但仍要注意避免严重并发症如慢性肉芽肿、脓肿，甚至由于栓塞血管造成失明或脑梗死等的发生。

1. 疼痛与肿胀

采用透明质酸类制剂注射时会发生轻微疼痛和肿胀，通常在 1～3 d 慢慢消退。注射前常规冰敷并混合加用少量利多卡因可以减少注射时的疼痛。pH 非中性的产品疼痛更严重，术中疼痛对以后再次就诊会产生负面印象。除了普通程度的疼痛，术中有时会出现突然的剧烈疼痛，如果其部位是眉间、鼻翼隐窝等危险区，就有可能是将填充剂注射进血管里了，须高度重视。术后即刻疼痛，1～2 h 以后发展到极度疼痛，血管栓塞的可能性较高，应立即注射透明质酸溶解酶。比较缓慢的疼痛多属于细菌感染。注射时应选用更细的（27 G 以上）针头，在合适的解剖层次缓慢注射。基于透明质酸类制剂的胶体特性，注射、按摩等机械创伤是造成术后局灶性轻微肿胀的主要因素，而注射后局部冰敷可明显减少肿胀的发生。皮肤划痕症患者注射即刻皮肤部肿胀严重，术前必须掌握清楚。急性血管神经性水肿发生率极低，在注射后即刻或者 3 周内可以发生，多发生在唇部，与免疫因素有关。若发生急性血管性水肿，可应用抗组胺药或者激素治疗。

2. 皮下血肿与青紫

注射时如损伤到浅表的小血管会造成青紫，且可呈成片状出现在眼周、口周及下颌缘处。因此，注射时应选择合适的层次缓慢推注，避免在同一位置反复进出。注射前应详细了解患者的病史，对月经期间或者有凝血功能异常者应避免注射。若发生皮下血肿，局部冰敷可明显减轻症状。其次，会出现轻微的红斑。其原因主要是填充剂注射到有炎症的地方，或者填充剂压迫血管和血管充盈，又或者是急性过敏反应。

3. 皮下结节与不平整

当注射层次过浅、量过多及塑形不当时，可发生皮下结节，边界欠清晰，表现为可以看见或者触及的皮下质软结节。一般在注射后1～4周，多发生在额部、眼周、口周、颏部及鼻唇沟等部位。注射后短期形成的单纯皮下结节，可以通过按摩和塑形来处理，透明质酸是可吸收的，一般结节最终会随着时间的推移而自行消退。但是，如果结节疼痛或外形不佳时，可以注射透明质酸酶将结节溶解。透明质酸注射后炎性结节也可能发生，可能与感染和注射范围内活性生物膜形成相关。若怀疑有感染，可嘱患者口服抗生素，病灶有波动感时可切开引流，并在病灶内注射皮质类固醇激素。伴有疼痛的炎性结节可进行透明质酸酶注射，透明质酸酶已在体外被证实能有效分解细菌生物膜，并显示在治疗填充剂注射相关的感染中具有临床作用。因为使用透明质酸酶可能通过降解聚集物导致感染扩散，所以建议同时口服抗生素。对于效果不佳者可以使用透明质酸类制剂酶溶解。

4. 双侧不对称

不对称多由注射方法错误或者双侧注射层次不同所导致。多见于双侧颞部、眼周、鼻部、双侧鼻唇沟、面颊、下颌缘等处。要求注射者在注射前先进行详细的设计，注射时尽量做到双侧注射剂量一致，注射后根据具体情况予以适当调整。

5. 填充物游离移位

填充物移动到原注射区域以外的现象称为填充物移位。填充物游走经常发生在面部经常活动的部位，如鼻唇沟等处。若在组织较疏松部位注入过量的透明质酸类制剂，会受肌肉活动及重力作用而导致填充物移位。为了避免这种并发症的发生，建议不要注射太多的注射物，注射者应谨慎填充肌肉活动强烈部位或者皮肤薄弱部位。采用合适的层次和剂量缓慢地注射，同时注射后避免多次按摩等，有助于降低填充物的游离移位。

6. 急性感染

急性感染的发生率较低，多为医源性的，主要原因是无菌操作不当，可表现为短期内发作的局灶性蜂窝织炎，通常口服抗生素药物治疗。疱疹病毒感染较少见，可合并细菌感染，多发生在口周和中面部区域，临床表现为皮肤表面的小水疱伴疼痛。另一种原因是血管栓塞，因皮肤坏死而引起的继发性感染。

7. 慢性炎症与肉芽肿

肉芽肿是指慢性炎症过程中，单核－巨噬细胞局限性浸润和增生所形成的境界清楚的结节状疾病，多发生在注射后数月或者数年。透明质酸类制剂内的杂质、手套上的滑石粉及化妆品等异物，可导致局部组织内形成慢性炎症，进而转变为肉芽肿性结节病灶。若注射后短期内形成质韧结节，且不伴有慢性炎症发作史，应排除肉芽肿。通过穿刺做病理检查可以确诊慢性肉芽肿。若由透明质酸类制剂形成的结节可以用透明质酸类制剂酶溶解，如果酶溶解效果不佳并纤维化严重，可于病灶内注射激素类药物或者手术切除。

8. 过敏反应

局部过敏反应多发生在注射后短期内，常表现为红斑、局部毛细血管扩张、瘙痒，术后可反复发作，但远期发作者少见。具体病因不明，可能与注射物本身及杂质等抗原进入组织而产生超敏反应有关。常规采用抗感染药物和抗组胺药物治疗，若长期反复发作，可采用透明质酸类制剂酶溶解。

9. 丁达尔现象

丁达尔现象是指因填充物注射层次过浅而导致的局部皮肤色泽发暗、发蓝的现象，多见于泪沟皮下浅层注射较多的剂量后，也可见于鼻唇沟皮下浅层注射者。丁达尔现象是指光通过媒质时被媒质中的粒子或媒质本身散乱，可以看到光束通过的现象。这一现象可以解释大气中可以看到光束，在雾中可以看到车灯发出的光束，或者天空和海洋都是蓝色的。由于透明质酸类制剂是透明色，如果注射层次过浅，局部皮肤会形成表面透光。因此，注射时应避免注射层次过浅，选择合适的层次是规避丁达尔现象的主要方法。若并发局部结节并持续无消退，可使用透明质酸酶治疗。

10. 血管栓塞

血管栓塞是透明质酸类制剂填充注射后最严重的并发症。组织缺血被认为是透明质酸水合并扩张后压迫血管产生的继发反应，或者误将透明质酸注入动脉内或血管内引起的栓塞。动脉性栓塞发生较快，供应区域皮肤发白、剧痛、皮肤坏死，从而继发感染而导致皮肤缺损。静脉性栓塞发生缓慢，注射 24 h 内皮肤颜色逐渐加深，钝痛明显。眼动脉的分支为眶上动脉、滑车上动脉、视网膜中央动脉及鼻背动脉。内眦动脉是面动脉的终末支，与视网膜中央动脉相通，若视网膜中央动脉栓塞，会引起视网膜缺血，如果缺血 90 min，就会出现不可逆坏死而导致失明。眉间、鼻部、额部、鼻唇沟、眼周、眶颧区等血管较多，是面部注射的主要危险区域。注射透明质酸类制剂发生血管栓塞的原因主要包括：（1）在单位面积内注射过量的透明质酸类制剂可导致皮肤张力过大，从而引起血液循环障碍，尤其是鼻尖等皮肤张力过大的部位。（2）推注方式不当或者局部血管变异，也会使微量的透明质酸类制剂直接进入血管，从而导致血管栓塞，引起血运障碍。若发生组织坏死，注射后会出现急剧疼痛，随即局部皮肤出现错综的网状青斑及突发性皮肤水疱、血泡或者溃疡。若透明质酸类制剂不慎进入面动脉而流入眼部、颈动脉，不仅可导致视网膜动脉或者脑动脉栓塞，而且会发生失明或者中风。注射透明质酸类制剂后发生皮肤组织坏死的部分原因是注入血管内造成皮肤血供障碍，但大部分原因是注射后造成局部血管的功能性障碍导致微循环损害，以及毛细血管动脉痉挛，从而引起局部血管血供丧失而发生局部皮肤坏死。可见，及早发现皮肤血供障碍并进行积极治疗，尽早恢复血供最为关键，因为间隔时间越短预后效果越好。严重疼痛、皮肤苍白及回血时间延长是血供障碍的早期表现，注射医师应在注射后进行严密观察。使用透明质酸类制剂酶、局部热敷，以及使用激素药物和高压氧等有利于组织恢复灌注和氧供。透明质酸酶是透明质酸的专一性水解酶，是这类填充剂的唯一特异性药物。其可以降解透明质酸，增加细胞膜的通透性，增强填充剂在细胞内的扩散作用，使吸收速度增加。另外，透明质酸酶还可以使局部末梢的小动脉舒张，起到减少血管紧张素的作用，解除毛细血管动脉的痉挛，从而缓解局部皮肤坏死。当发生皮肤局部坏死时，应立即注射透明质酸酶。若 1 h 内坏死部位无改善，可混合利多卡因帮助血管舒张，并根据酶类的半衰期和血管栓塞的缓解情况再次注射透明质酸酶，通常可重复注射 3、4 次。对于已经发生局部组织坏死的溃疡者，应采取创面换药、预防感染、抑制炎症等措施治疗。对于失明的患者应立即邀请眼科医师协助诊治，避免发生不可逆损伤。因此，注射医师应详细了解解剖知识，在合适的层次缓慢少量注射，以避免严重并发症的发生。

第二节　童颜针（聚左旋乳酸/PLLA）

聚左旋乳酸（Poly-L-lactic acid，PLLA）是来源于 α‑羟基酸家族中的一种可生物降解性的合成聚合物，具有良好的生物相容性，已被广泛用于可溶解缝线、骨钉和面植入物。其可刺激成纤维细胞活性引起胶原和其他结缔组织纤维换代生长，还作为一个真皮基质对真皮的生长提供帮助，使某些组织量减少的地方促进其组织体积增长，增加组织量，因此 PLLA 对脸部容量流失和皱纹的改善作用，使其逐渐成为继透明质酸之后的热门面部美容注射产品。聚左旋乳酸可以同其他软组织充填剂一起用于软组织充填治疗，并且可以用来重建颊脂肪垫，但其不能用于注射填充嘴唇。聚左旋乳酸的效果可以维持长达 18～24 个月，但其非永久性的。现有研究发现，求美者注射聚左旋乳酸后皮肤质量也得到提高，这种现象被称为"雕刻发光"。

一、作用与原理

聚左旋乳酸的作用机制不同于其他充填剂的作用机制，它不是一种真皮充填剂，而是一种有良好生物相容性的可降解的合成聚合物，将聚左旋乳酸导入皮下，聚左旋乳酸持续不断地刺激细胞再生，加速胶原蛋白合成，重新生成纤维组织，促进深层网状纤维结构的重建，从而达到改善肤质的目的。与其他填充剂不同，左旋聚乳酸作为激发性填充剂，在注射后，可通过刺激成纤维细胞和其他细胞而使患者自身分泌胶原蛋白以达到美容的效果，虽数月才会显现治疗效果，但在组织内持续时间可长达 3 年。聚左旋乳酸与透明质酸都可刺激胶原蛋白的合成，但透明质酸可作为填充物来填补面部凹陷，注射后就会立刻看到效果；而童颜针是刺激自身胶原蛋白的生成，一般需要 1～2 个月的时间，效果才会慢慢出现。聚左旋乳酸在体内通过非酶促水解的方式而降解为乳酸单体，乳酸单体又代谢成二氧化碳或纳入葡萄糖。聚左旋乳酸对人体无毒害，无须做皮肤测试，副作用少，有较好的安全性。随着时间的推移，细胞炎症反应在 6 个月内消退，细胞外基质的产生仍在继续，导致皮肤厚度逐渐增加，至少持续 2 年。

二、不良反应

左旋聚乳酸保持着极好的安全性纪录，仅有少量与左旋聚乳酸治疗相关的不良反应报道。在欧洲，早期使用左旋聚乳酸的经验是注射后容易出现不良反应。使用左旋聚乳酸后不良反应的发生往往同不充分的胶原重塑以及不正确的注射技术有关。临床医生们必须牢记，左旋聚乳酸不是一种充填剂，医生们需要用一种不同的治疗和注射方法。全面的知识和训练是必须具备的条件。此外，因为真皮增厚是个缓慢的过程，医生必须要有耐心，从而使充填效果达到审美要求。

有研究报道了在应用左旋聚乳酸进行软组织充填后有肉芽肿和结节形成。然而，这些不良反应的出现往往是由操作技术不佳导致的，包括注射准备不足、注射层次错误以及治疗间隔时间过短。对皮肤科和整形科医生来说，充分了解左旋聚乳酸和其他类型充填剂的区别是非常重要的。这些区别包括作用机制、治疗计划、注射材料的准备、注射技术。左旋聚乳酸可以使组织量逐渐恢复，这一过程需要3～6个月。此外，真皮增厚的速率也会在首末次注射期间逐渐增加。大多数传统类型充填剂的主要目标是获得良好的即刻充填效果，而左旋聚乳酸的主要目标却不是这样，因此它的使用方法和治疗计划与传统充填剂的有很大不同。医生要进行"治疗—等待—评估"以决定是否需要进一步充填注射。医生和患者在两次治疗期间需要有很大的耐心来等待。与其他美容充填剂不同，左旋聚乳酸在注射前需要进行稀释准备。

由于左旋聚乳酸本身是强疏水性物质，对细胞的黏附能力差以及降解产物乳酸的形成，在左旋聚乳酸类产品注射初期，面部会出现轻微的炎症反应。由于左旋聚乳酸能够形成肉眼可见的结节，大剂量注射后更易出现，故该产品不能用于眶周或口唇区域。左旋聚乳酸填充剂引起的不良反应包括淤血、水肿和炎症反应等，一般在肿胀4～6周后可自行消退。

左旋聚乳酸是一类安全的、填充效果极佳的面部填充剂，且具有易于改性的特点，在临床中具有非常好的应用前景。目前，中国还未批准左旋聚乳酸类的填充剂产品。

第三节　自体脂肪

近年来，自体脂肪移植被广泛应用于面部年轻化的治疗。自体脂肪是整形外科行软组织填充和塑形的常用材料，不仅具有良好的塑形效果，又可改善供区的形态，且对机体无任何不良反应，弥补了假体、透明质酸、A型肉毒毒素等人工材料存在的排斥反应较大、易被吸收等缺点；还可应用于慢性创面的修复、烧伤后凹陷性瘢痕的修复、乳腺恶性肿瘤根治术后的乳房重建、肢体不对称及各种原因导致的组织缺损的修复及脱发等整形外科、骨科、颌面外科多个研究领域中，提高生活质量，造福更多的患者。

一、自体脂肪移植技术

临床上常选择脂肪含量多，且抽吸后对形体无明显影响的供区脂肪，不仅可减少脂肪堆积，同时可降低脂肪组织去除后皮肤坏死的发生率。

（一）脂肪抽吸

目前，国际公认采用 Coleman 技术（直径 2～3 mm 的钝性吸脂插管连接 20 mL 注射器）在皮下脂肪层以注射器保持负压的形式，以辐射状、退针式吸出脂肪，从而获取脂肪组织。研究证明，这项技术可获得大量完整的脂肪细胞，且其生存能力和酶活性较强，确保了手术的成功。

（二）脂肪组织的纯化

临床常用的脂肪纯化方式有纱布过滤法、脂肪专用离心机制备法等。目前对脂肪组织纯化的最佳方式仍未形成共识。纱布过滤法是将获取的原始脂肪静置 3～5 min 后，剔除纤维条索并将脂肪组织修剪细化，然后将双层纱布过滤后的纯化脂肪待用。脂肪专用离心机制备法是将获取的脂肪组织放置于脂肪专用离心机内，以 3000 r/min 离心 3 min，静置后溶液可分为 3 层，选取中间层液体作为移植成分。有学者认为，离心不但不会破坏脂肪细胞的活性，反而可以纯化 ADSCs 的成分，减少炎症细胞的数量；以 3000 r/min 为最佳条件，否则会导致更大程度的细胞损伤。

（三）脂肪组织的移植

移植后的脂肪 2～3 d 能否成活取决于宿主细胞周围的组织液，3～4 d 建立血运，术后 6 个月才能正常成活，且移植后脂肪处于高代谢活性阶段，对缺氧非常敏感。Xie 等首次提出了 "3 Ls 和 3 Ms" 技术，即三低（低压抽吸、低速离心、低容量注射）和三多（多隧道、多平面、多点注射）技术，此方式可防止误入血管，并最大程度地增加移植脂肪细胞和受区组织间的接触面，早期建立起血供，提高成活率，减少脂肪坏死及钙化和脂肪栓塞的发生率。但注射移植技术会对脂肪造成明显的损伤，脂肪移植的成活率仍会受到影响。临床主要应用20 mL注射器将纯化的脂肪组织用转换器分散到1 mL注射器内，通过直径为2 mm的钝性针头在面部移植区进行脂肪注射，遵循先远后近、多点、少量、多层次交叉填充的原则，采用多隧道、辐射状、每退一针注射0.1 mL脂肪的方式，将移植后的脂肪轻压按摩，使其均匀分布。

二、单纯自体脂肪分层注射移植术

（一）术前准备

术前评估面部软组凹陷区所需脂肪的体积以确定实际填充量，再根据移植后50%左右的脂肪吸收率，确定最终的填充量。

（二）操作步骤

对术前设计并标记的软组织凹陷区行局部麻醉后，将自体获取已纯化的脂肪填充至术区，然后轻压按摩术区，使脂肪移植均匀分布。

（1）额部注射时，通常在位于额肌的上、下进行填充；颞部注射时，在颞浅筋膜浅层、深层进行填充；上睑凹陷区域注射时，一般在眶隔内填充。

（2）颊部注射时，一般在皮下及SMAS下进行填充；颧部及泪槽部位注射时，一般在深层的骨膜表面进行填充。

（三）脂肪填充特点

对于脂肪移植的成活率和吸收率并不明确，可能需行多次移植术来维持效果；脂肪填充量过多或注射过于集中会导致大量脂肪堆积，同时会因供血不足而导致脂肪坏死、溶解、吸收，出现感染、脂肪液化、脂肪栓塞等并发症，术后可应用广谱类抗生素来预防感染性并发症的发生。面部皮下脂肪容量性缺失和再分布是老化的主要原因，故脂肪移植可明显改善容量缺失的老化。提取自身体内富含干细胞的脂肪组织，分层填充注射至面部软组织凹陷区，使之恢复饱满状态，能有效地改善面部老化外观，重塑青春面容。

第四节　胶原蛋白

胶原是细胞外最重要的纤维蛋白，是构成细胞外基质的骨架。胶原主要含 α-氨基酸、脯氨酸、丙氨酸、强脯氨酸等氨基酸，且分子量分布很宽。胶原由3条不同的 α 多肽链组成，其结构的改变与皮肤的衰老密切相关。胶原类填充剂主要通过从生物体中提取胶原并进行纯化、灭菌等工艺而制备。自20世纪70年代，人们已开始研究可注射的牛胶原，并于1981年通过了FDA认证用于软组织填充。胶原作为替代性填充剂，可通过注入或填充方式来恢复软组织的体积和弹性，以达到美容效果。胶原具有较高的安全性与可降解能力，可被用于恢复唇缘、修复面部皱纹和其他软组织轮廓缺失等治疗。中国批准的胶原蛋白类产品包括 Artecoll（爱贝芙）、双美I号–Plus 和肤美达。胶原最初来源于牛和猪，与人类胶原具有交叉抗原性，因而注射前需要进行过敏测试。胶原可能引起的不良反应包括注射点的红肿、硬化、瘙痒和疼痛。由于降解较快，填充效果维持时间短暂，近年来，胶原已逐渐被新的产品如透明质酸和其他合成类材料等取代。迄今为止，一系列的胶原类产品，如Zyderm、Evolence、Cosmoplast 等，在美国已被禁止使用。

牛胶原：牛胶原产品包括 Zyderm Ⅰ、Zyderm Ⅱ 及 Zyplast，共三种。这些产品具备特有的物理性质和很低的免疫原性，安全、有效，因此自1982年上市以来就广泛地被应用，至今，已有200多万名患者使用了这一高纯度的牛胶原进行软组织填充。上述三种牛胶原制品组成成分相同，均含95%～98% 的I型胶原，其余为Ⅲ型胶原。Zyderm I 的胶原浓度最低，为35 mg/mL，常用于浅表皱纹的填充，也可置于其他材料填充后的上方层面上。Zyderm I 注射部位应该在浅表真皮乳突层。Zyderm I 中生理盐水占了很大比例，而生理盐水会很快被吸收，因此，在填充时一定要进行过量注射，注射量达150%～200%，使表皮呈白色或橘皮状。Zyderm Ⅱ 较 Zyderm Ⅰ 的胶原蛋白浓度高，黏性大，胶原蛋白含量为65 mg/mL。其存留时间介于 Zyderm Ⅰ 和效力更强的 Zyplast 之间。Zyderm Ⅱ 适用于较深的线纹和皱纹的填充，注射部位稍深，位于真皮乳突层，亦应过量注射，为100%～150%。Zyplast 的浓度也是35 mg/mL，但由于 Zyplast 中的胶原蛋白是用0.0075% 戊二醛交联过的，因此，在三者之中其填充效果持续时间最长。Zypast的交联特性使胶原酶对胶原蛋白的降解能力明显下降，注入的胶原蛋白在体内存留条件更为充分，故一般来说Zyplast的存留期比Zyderm产品的3个月更长。Zyplast适宜的注射部位也较Zyderm深，为真皮层，适用于填充较深的皱纹和皱褶，无须过量注射。

无论使用上述三种牛胶原填充材料中的哪一种，都必须事先对患者进行变态反应的皮肤试验。进行两次皮试可使患者对牛胶原的变态反应减弱。皮试制剂由厂家提供，为包装于1.0 mL的结核菌素注射器中0.3 mL的Zyderm Ⅰ，该皮试制剂可用于三种牛胶原制品中的任何一种制品的皮试。注射部位为身体上较隐蔽的部位，例如在前臂或上臂的内侧，进行皮内注射，注射量为0.1 mL。变态反应的特征是皮试注射部位出现水肿、结节、压痛、瘙痒和红斑，随着时间的推移上述反应逐渐消失，注射进入皮内的皮试用胶原蛋白也会被吸收。约有3%的患者对牛胶原过敏，而这种过敏性是患者在接受皮试之前就具有的。尽管有些患者在初次皮肤试验中呈阳性反应并接受了牛胶原注射，其中有1%~2%的患者在接受多次牛胶原注射治疗后，还会发生变态反应。因此，必须在初次皮试2周后进行第2次加强性皮试，这是标准的操作程序。这次加强性皮试使用同等体积的牛胶原皮试制剂在对侧手臂上进行注射，观察2周。2次皮试中任何一次发生阳性反应均被视为禁忌证，不能接受牛胶原填充。相反，阴性结果表明患者可接受牛胶原治疗，于首次皮试4周后或第2次皮试2周后接受牛胶原填充术。针对那些曾经成功接受牛胶原注射，但1年或1年以上没有再采用牛胶原进行软组织填充者，处置方案：如果这些患者不考虑接受新推出的人源性胶原且坚持使用牛胶原制品的话，出于降低变态反应危险度的考虑，这些患者应补做一次皮肤试验，观察2周后，再决定是否使用牛胶原进行软组织填充。

合成人胶原：对人源性胶原需求的呼声不断增加，主要是由于使用非人源性胶原制品可能产生变态反应，因此必须进行皮试。人胶原则可免去以上的问题。CosmoDerm系列产品由于在治疗烧伤和外伤中获得成功，于2003年3月获得FDA批准用于软组织填充。获得批准的两种产品为CosmoDerm Ⅰ和Cosm oPlast。第三种形式CosmoDerm Ⅱ尚在FDA的审批过程中。这类产品具有同Zyderm和Zyplast相同的浓度及注射性质，但是与其他人类来源的产品如Dermalogen及Cymetra不同的是，这类产品来源于细胞培养基中的单个成纤维细胞，而不是从人的尸体材料中提取的。这类产品属于采用组织工程技术制备的制剂，经过了严格的病原筛选检测，排除了病毒和细菌的污染，因而可避免疾病的传播。从本质上说，这类产品不是基于动物来源的制剂，因此具有突出的优点，使用这类产品不需要术前做皮试去检测患者是否会发生变态反应。医师可在患者初次就诊的当天即给患者进行注射治疗。同相应的 Zyderm Ⅰ一样，CosmoDerm 浓度也是 35 mg/mL，同样应注射于真皮乳突层的表层，用量应矫枉过正，使皮肤达到发白的程度，用于纠正较浅的皱纹和缺陷。而 Cosmoplast 则类似于 Zyplast，效力较强，浓度仍为 35 mg/mL，但由于是经过戊二醛交联的人胶原，存留时间更长，免疫反应更弱。它可用于较深部位的填充，约为 2 mm 深度，而且在矫正较深的皱褶和皱纹时，无须过量注射。

人尸体胶原：自 20 世纪 80 年代起，已有研究者开始从人尸体中提取完整的胶原纤维和无细胞的皮肤基质用于人皮肤填充。这类产品，如 Dermalogen 及 Cymetra，是已装在注射器中待用或制备成移植物待用。然而，随着更新形式的生物工程胶原产品的出现和应用，该产品已部分丧失其刚上市时所具有的吸引力。

Dermalogen 是一种以人组织胶原基质为基础的注射用同种系材料。它主要由人尸体皮肤的真皮层提取出来，由完整的胶原蛋白纤维、弹力蛋白纤维和糖胺多糖组成。皮肤组织是由美国组织库协会（American Association of Tissue Banks，AATBs）的附属机构处获取的。这些皮肤组织经过严格的检验，确保供体组织健康，无人类免疫缺陷病毒、人类嗜 T 淋巴细胞病毒 –1、乙型及丙型肝炎病毒，梅毒螺旋体和细菌污染。其制备过程确保了产品的安全性，细胞被充分裂解并去除，二步处理法进行病毒灭活，一次强化灭活，并进行最终的灭菌处理。注射用胶原材料的浓度为 3.5%，装载于 0.5 mL 或 1.0 mL 的注射器中，配备 30 号针头。Dermalogen 中不含利多卡因，注射时会感到相当疼痛。这种不适可以在手术局部用利多卡因缓解，例如神经阻滞、表面麻醉和局部浸润麻醉。注射用牛胶原需保存于冷藏室中直至使用之前才取出，而 Dermalogen 则须提前 1 h 取出置于室内，使之平衡到室温，然后再用于注射。这样，胶原蛋白材料在针头中的通过性能提高，更易于医师注射。注射位置应位于真皮层，可以适当地进行过量注射，过量注射时皮肤可暂时变得发白。较早的研究认为，有证据表明在 Dermalogen 的注射部位有神经血管生成，并有宿主自身胶原蛋白的沉积，故 Dermalogen 填充效果持续较长，但是，这一说法还须进一步证实。虽然 Dermalogen 本身并不会引起变态反应，但是在最初的阶段，使用 Dermalogen 时还需要先做皮试。现在，使用 Dermalogen 已不需要再做皮试了。因此，在初诊那天就可以同时完成病人咨询、医师评价以及填充注射。除由于注射技术不佳导致的不良反应外，有报道称 Dermalogen 注射部位红斑存在时间较长，色素沉着较重。2003 年，Dermalogen 从美国市场撤出，并做进一步的研究。

Cymetra 由 Lifecell Coopertion 公司制备，由 OMP 营销的产品。该产品主要由短小的胶原纤维组成。Cy metra 与其他的同种移植材料（Dermalogen）具有相似的组分及加工过程，同样由美国组织库协会负责审查。另外，由于该产品中不含有细胞，故可免除皮试，至今为止，尚未见该产品变态反应的报道。Cymetra 的这一优越性使那些对牛胶原蛋白有变态反应的患者有了新的可供选择的填充材料。

Cymetra 的主要特点是它的形态为粉末状，使用之前再重新构建至膏状，这样，该产品的保存期就得以延长。Cymetra 粉末是用 1 mL 的 1% 利多卡因进行水合。两者在一个 3 mL 的注射器中混合约 3 min，这支 3 mL 的注射器通过一个螺旋口与一个 5 mL 注射器相连接。经充分饱和平衡之后，这一混合物就从白色粉末状转变为质地均匀的奶油色膏状。胶黏的、半液体的内容物可用 3 mL 注射器注射到皮内，也可转移到结核菌素注射器中待用。后者体积较小，因此无须施加太大压力以排空注射器。虽然在将 Cymetra 粉末水合时使用了利多卡因溶液，但是在注射开始时还是要附加其他方式的麻醉。厂商为产品配备了 12.7 mm（0.5 英寸）和 25.4 mm（1.0 英寸）两种长度规格的 23 号针头，这种针头可以注射达到真皮层。大号针头在使用时只应进针一次，注入胶原填充物使之在真皮形成一个袋状基底，而后在此基础上进一步完成补充性填充。注射初期皮肤呈现短暂的表面变白，而后出现充盈扩张，最后是注射完成后的水肿。上述肿胀反应可以很快出现，数小时内不会消退。按摩、冷敷及全身用抗炎药对消除水肿是有效的。

一、胶原蛋白作为面部软组织填充材料具有的优点

1. 良好的生物相容性

植入组织的胶原蛋白对生物体无毒性、无刺激性。

2. 可以与细胞相互作用

胶原蛋白是细胞外基质的主要成分，作为细胞生长的依附与支架，胶原蛋白填注入矫形部位后，能诱导上皮细胞等的增殖分化和移植，促使细胞进一步合成新生胶原，产生与宿主相同的新生组织，与周围正常皮肤共同作用，从而起到矫形作用，恢复正常外观。

3. 良好的机械性能

胶原蛋白分子的三条 α 肽链相互缠绕形成的右手螺旋，以及分子内、分子间集团的交联，均使得胶原具有良好的强度、弹性。

4. 保湿性

胶原蛋白分子中含有大量羧基与羟基等亲水集团，使得胶原蛋白分子极易与水形成氢键，因此胶原蛋白具有良好的保水保湿性能。

5. 低免疫原性

胶原蛋白具有甘氨酰（Gly）-X-Y（脯氨酸经常占据 X 位，羟脯氨酸占据 Y 位）的重复结构，是一类免疫原性很低的蛋白质大分子，其主要抗原决定簇存在于胶原分子两端的非螺旋区。在胶原蛋白的提取过程中，可用胃蛋白酶将引起免疫原性的端肽选择性切掉，进而使其本已很弱的免疫原性进一步降低。

6. 生物可降解性

胶原蛋白在胶原酶的水解作用下，胶原肽键会发生断裂，其螺旋结构随即破坏，断裂的胶原多肽能被大多数蛋白酶水解。

二、胶原蛋白的临床应用

胶原注射主要适用于面部细小皱纹的除皱上，可用于额部皱纹、鱼尾纹、眉间皱纹、鼻唇间皱纹、痤疮瘢，包括组织构架、细胞黏附、细胞迁移、肿瘤、血管生成、组织形态形成和组织修复。目前，用于美容的注射用胶原主要有牛胶原和人胶原。胶原直接注射到真皮内，不仅可起到占位性填充作用，还能诱导宿主细胞和毛细血管向注射胶原内迁移。宿主的成纤维细胞在毛细血管输送氧气和营养的情况下，进行正常的细胞活动，合成宿主自身的胶原及其他细胞外间质成分，最终形成自身正常结缔组织，填充皮肤缺损，达到祛皱、填平凹陷性瘢痕的目的。但最终，注入的物质会被宿主的异物反应清除，根据国外的报道，因注射部位的不同，治疗效果最多可持续18个月，但多数只持续6个月或更短的时间。

第五节　干细胞

细胞是一种最新的生物资源，目前研究用于抗衰老美容医学领域的干细胞主要有间充质干细胞（mesenchymal stem cells，MSCs）、脂肪来源干细胞（adi- pose-derived stem cells，ADSCs）、诱导性多能干细胞（induced pluripotent stem cells，iPSCs）以及其他一些新型干细胞等在整形修复美容领域应用研究。

一、常见的干细胞类型

1. 骨髓间充质干细胞（bone marrow mesenchymal stem cells，BMMSCs）

BMMSCs是从骨髓组织中分离获取的一类间充质干细胞，具有向中胚层组织细胞分化的能力。主要来源于骨髓液，可通过髂前上棘穿刺抽取，也可自胫骨、股骨、胸骨等骨中获取。

2. 脂肪来源干细胞（adi-pose-derived stem cells，ADSCs）

ADSCs可以分泌多种生长因子，培养ADSCs的上清液中含有血管内皮生长因子（VEGF）、碱性成纤维细胞生长因子（bFGF）、肝生生长因子（HGF）、胰岛素样生长因子（IGF）、血管生成素（Ang）、转化生长因子（TGF）、血小板源性生长因子（PDGF）、胎盘生长因子（PIGF）、粒细胞－巨噬细胞集落刺激因子（GM-CSF）等多种因子，因此其在促进创面愈合、美容护肤、毛发再生、心肌梗死后心脏功能改善等方面存在特有的功效。因ADSCs具有多向分化潜能，其可替代、修复衰老的组织细胞，并分泌高效的细胞因子营养组织器官，可以显著提高机体免疫力，增加机体抗病能力，消除疲劳感，恢复体能，维持机体"年轻态"，是一种安全有效的整形美容方法。

多年以来，脂肪组织的主要功能被认为是能量和维生素储存库，其次是作为身体内脏和肌肉周围空间的充填剂以达到缓冲作用。20世纪90年代晚期，脂肪组织内的细胞已能被分离出来并进行分类，它们具有分化为多种细胞表型的能力。这为我们今天了解脂肪组织的治疗潜力铺平了道路。与从骨髓分离出的间质干细胞相似，ADSCs 展现了其能够成为细胞外基质产生骨细胞和软骨细胞的能力，并显示出了更为重要的美容功效，可以变成与原部位组织类似的脂肪等效细胞。随后发现，在不同的培养条件下，这些脂肪细胞可以变为平滑肌细胞、骨骼肌细胞和心肌细胞表型，之后，还发现可表现出神经细胞、胶质细胞、肝细胞和血管内皮细胞的特性。除了多能性分化能力外，ADSCs 在体外还表达并分泌多种生长因子、细胞因子、趋化因子和细胞外基质分子，这些对于新生血管形成、细胞凋亡的调控、免疫应答的调节、细胞外基质的重塑甚至对于多种内源性干细胞和再生细胞有作用的趋化因子都是至关重要的。这些数据支持了这样一个假说：ADSCs 可以增强血管再生、调控基质重塑，并因此减少充填剂的吸收，甚至可能可以维持一个具有合适分化表型的自我更新的细胞群体。

3. 脐带间充质干细胞（umbilical cord mesenchymal stem cells，UCMSCs）

UCMSCs 是一种自脐带分离的间充质干细胞，来源是医疗废弃物脐带，ld 伦理上较易获得知情同意授权回收利用，受到临床转化应用的青睐。

4. 毛囊间充质干细胞（hair follicle mesenchyma stem cell，HFMSCs）

HFMSCs 分布在两个部位：毛囊球部的真皮乳头（dermal papilla，DP）和毛囊球部最外层的真皮鞘（dermal papilla，DS）内。通过周期性地在 DP 和 DS 间迁移，实现随毛发周期的 DP 和 DS 功能性重组。相比于来源于骨髓、脂肪、脐带等组织的间充质干细胞，HFMSCs 具有来源丰富、取材简单、对机体创伤小且无年龄限制等优点。

5. 牙髓间充质干细胞（human dental pulp stem cells，hDPSCs）

hDPSCs 作为人体牙髓组织中存在的一种间充质干细胞，与其他间充质干细胞一样具有很强的增殖力、自我更新和多向分化能力，同时还具有免疫调节功能和潜在的组织再生特性。迄今为止，已分离和鉴定出 8 种不同的 hDPSCs，其中应用最为广泛的是 hDFSCs。

6. 胚胎干细胞、诱导性多功能干细胞等其他干细胞

胚胎干细胞（embryonic stem cells，ESCs）是一种从早期胚胎或内细胞团中分离出来的全能干细胞，诱导性多功能干细胞（induced pluripotent stem cells，iPSCs）是利用哺乳动物的成体细胞，由人工转入 Oct4、Sox2、 c-Myc、Klf4 四种转录因子，使成体细胞执行去分化途径而形成类似于胚胎干细胞的多能干细胞。iPSCs 与 ESCs 拥有相似的再生能力，理论上可以分化为所有成体器官、组织，其表面标志物与未分化的 ESCs 类似。相比 ESCs，iPSCs 面临的伦理道德争议较小，但 iPSCs 诱导技术面临着诱导效率低、用于治疗存在长期肿瘤风险等挑战。其他的干细胞还包括胎盘、羊水以及尿液等来源的间充质干细胞，这些细胞也具有多向分化能力和较高的增殖能力。

二、干细胞抗衰老机制

一方面，干细胞进入到人体内后，能够不断增殖。随着细胞数量的不断增长、细胞分化的不断进行，新生的细胞代替受损的细胞，同时激活体内休眠的细胞，逐渐恢复其相应的功能。

另一方面，干细胞可以分泌一些生物活性物质和特殊蛋白成分，如 VEGF、IGF 等生长因子，促进损伤细胞的恢复，预防细胞进一步衰老。同时，干细胞自分泌特殊的成分也被认为是维持干细胞微环境的必成分。

在皮肤美白中的应用皮肤色素的分布与含量决定了皮肤的颜色，其中黑色素是最主要的决定因素。影响皮肤美白的因素主要有酪氨酸酶活性、自由基量、色素沉积以及细胞再生能力等。

三、干细胞在美容行业中的应用

（一）在抗衰老中的应用

随着时间的推移，生物机体内部不断生长代谢，衰老也随之发生。遗传因素、环境因素、行为因素等都影响着机体的衰老。科学技术高度发达的今天，采用干细胞抗衰老疗法，不仅可以使皮肤富有弹性和光泽，还能修复损伤组织，由内而外地延缓衰老。与传统保守方法不同，干细胞疗法可显著延缓衰老。干细胞抗衰疗法有效的原因，正是干细胞具有迅速增殖和不断分化的能力，以及能够分泌生长因子的特点。干细胞可以提升衰老机体的自我再生、修复能力，从而可以在一定程度上延缓衰老。

皮肤是人体最大的器官，覆盖在人体的表面，属于机体免疫的第一道防线。意外事故导致皮肤大面积缺损，会引起严重的疾病，甚至危及生命。在临床治疗中，需要快速增殖新生细胞，使皮肤伤口尽快愈合。

干细胞是具有很强自我更新和体外增殖能力的未分化细胞。相关动物体内实验证实，干细胞可以分泌大量的生长因子，这些生长因子一方面能够促进多种重要细胞迁移至受损区域，加快受损部位的修复；另一方面，生长因子可促进关键组织细胞的再生，能够明显缩小伤口面积，加速表皮再生，也可改善由放射性损伤导致的皮肤萎缩。此外，干细胞在术后伤口愈合方面也有巨大应用潜力。

（二）在烧伤创面修复上的应用

目前的烧伤治疗主要有自体移植、异体移植和异种移植三种方法，但这三种方法都存在缺陷。自体移植是烧伤治疗中的最佳方法，但在临床应用上并不广泛。而异体移植和异种移植不但融入组织能力低，甚至还有产生疾病传播的风险。而间充质干细胞免疫原性低、存在多向分化潜能、来源广泛，因此在临床上得到广泛使用和研究。

干细胞在烧伤创面上的作用主要有以下几方面：首先，干细胞凭借其多向分化潜能，分化为成纤维细胞、角质形成细胞等各种细胞；其次，干细胞分泌的生长因子可促进受损表皮的修复，促进受损组织及新血管的形成；最后，干细胞能够改善烧伤创面的局部微环境，进而促进创面修复愈合。

（三）在脱发治疗中的应用

脱发有诸多原因，衰老、内分泌失调、精神压力过大等皆会导致大量毛囊异常，进而使头发脱落。研究表明，干细胞分泌的 PDGF、KGF、VEGF 等生长因子具有促进毛发生长的作用。动物实验证实，皮内注射干细胞或是皮肤外涂抹干细胞培养液，可刺激毛囊生长。干细胞的生长因子起到了调节毛发生长周期的作用，能够使更多毛囊进入生长期，从而促进毛发的再生长。相关临床试验研究表明，对脱发患者进行头皮注射干细胞培养液，被治疗患者头发的数量和密度均有显著提高。

四、干细胞研究前景展望

干细胞因取材简便、对组织损伤小、体内储备量大，同时能够在体外稳定增殖等诸多优点，成为多个领域的研究热点。干细胞拥有强大的修复能力和增殖分化能力，一定会在抗衰老和皮肤修复中得到充分利用。但是，改善修复的机理还没有得到验证，对其旁分泌的生长因子还没有明确分辨清楚。因此，需要在不改变其干细胞特性的前提下，不断探索反应机理、明确改善修复的渠道，更需要实现干细胞快速、大规模的扩增，为其基础和临床研究提供充足的细胞来源。

第四章　面部填充治疗基本操作

第一节　注射前准备

一、手术室准备

微创注射手术室的设置需更为人性化，在满足明亮、无菌、便利的前提下，应当给求美者多一分温馨和轻松。在医师和求美者都很放松的情况下，互相沟通，将每一例注射都做到精益求精。

二、术前准备

（一）术前问诊

1. 询问病史，排除禁忌证
（1）绝对禁忌证
①注射部位存在感染；
②注射部位皮肤病发作期；
③对注射成分（肉毒素、人白蛋白、胶原蛋白等）过敏。
（2）相对禁忌证
①心理不稳定者或有不切实际想法或期望者；
②职业依赖面部表情者（如某些戏剧演员）；
③神经肌肉异常症患者（如重症肌无力、Eaton–Lambert综合征等）；
④正在服用可能影响神经肌肉传导和放大肉毒素作用的药物（如氨基糖苷类、青霉素、奎宁、钙通道阻滞剂等）者；

⑤怀孕或哺乳期妇女；

⑥18岁以下人士；

⑦免疫增强（半年内注射过胸腺肽、羊胎素等免疫调节剂）或免疫低下的人士，长期应用激素人士（哮喘患者、过敏性疾病患者）；

⑧对于皮肤病缓解期、皮肤松弛、皮肤较薄者、毛孔粗大者均应慎重对待。

2. 高血压、易出血

如遇高血压、易出血的患者，应提前告知术前术后服用维生素K各3天，使用抗凝剂的患者出血或血肿的危险性会升高。

3. 不同的注射填充剂不能混合使用

注射过其他填充物再次注射非同类型产品时应慎重，一定要确保前次注射产物已充分吸收。

4. 排查以下情况

是否月经期、高血压，服用避孕药、阿司匹林，抵抗力差，喝酒及吸烟习惯等。治疗前几天，应避免喝酒、用药，及暴露在极端的温度或阳光、射线下。

5. 注射后期望值的估计及心理矫正

6. 所有术前问诊均应记录到病历中并要求患者签字

（二）术前摄影

拍摄角度及要注射前后的相片对于注射前后的效果评估有着极其重要的意义，标准的对比图 包括患者的正面平视（有时须增加低头位仰视一张）、左侧45度角、90度角各一张，右侧45度角、90度角各一张，一共5张相片。

（三）美学评估

建议所有微整形医生都应该仔细观看女性化妆的视频。在这些视频中，化妆师最常运用的就是高光与阴影。在需要突出的部位通常需要打高光，反之则做成阴影。我们在视觉上存在对颜色的感知错觉，对于同样大小的物体，黑色的显得小，而白色的则显得大。因此，当鼻部因隆起而呈现高亮时，则会增大鼻部在整个面部的视觉比例。面部的视觉宽度和长度部分决定于高亮区的显现。如面部"苹果肌"的高亮点内移，则会减少视觉面部宽度，如将额前点下移和颊前点上移，则同样会减少面部的视觉长度。通过组织容量补充在面部某些部位制造阴影，也会减少目标的视觉长度或体积。如将人中嵴隆起后，由于阴影效应，视觉上唇会有所短缩；如将眉弓隆起，由于上睑区的阴影效应，眼部的黑色瞳孔和上睑的阴影融为一体，类似于化妆术中眼影的使用，起到了视觉上扩大眼部的效果。再比如，突眼是我们临床中非常常见的问题，由于眼部的突出呈现为高亮，相较后缩的眼部周边区域（眉弓、眶外侧缘、眶下缘和鼻部）则呈现为阴影。为弱化视觉上不美观的突眼，可将上述眼部周边区域隆起，会大大降低突眼的视觉表现。

某些视错觉也可以应用到微整形中，"蓬佐错觉"和"缪勒莱耶错觉"是我们常用的视觉误差。"蓬佐错觉"是我们眼部判断物体大小时，受到参照物的大小影响，当参照物大时，目标物体变小，反之亦然。因此，当颞部隆起时，眼部会显得变小。"缪勒莱耶错觉"是我们判断某个线段长度时，如线段两端有外扩的情况，视觉上会觉得线段变长；如线段两端内收时，则视觉上觉得线段变短。因此，如以双侧颧弓最宽处为视觉线段长度，当颞部隆起后，整体面部会呈现变宽的表现。

另外，随着影像技术的发展，人们越来越注意镜头下的美感。需注意的是，由于摄像时所用比例与影像呈现比例的差别，镜头影像下呈现的面部轮廓多较现实中的宽大，因此对于特殊行业如演员、主持人等或者有"镜头感"需求的求美者来说，应摒弃或适度应用导致面部宽大部位的填充，如颞部、颧弓下凹陷等部位，转而将更多的填充应用于凸显面部立体感的部位，如眉弓、中面部（"苹果肌"）、ogee line、鼻部、上下唇珠、颏前点等。

（四）注射部位的术前准备

清洁面部皮肤，外涂表面麻醉剂（5% 利多卡因软膏）等待 30～40 min，在麻醉剂表面覆盖塑料薄膜，可有利于药物的渗透与吸收（图4-1）；对麻醉剂过敏者，可在注射部位冰敷 5 min 后直接注射。

患者平躺，术区碘伏消毒（图4-2）范围大者，应全面部消毒，并铺无菌单。

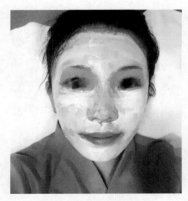

图4-1　敷表面麻醉剂

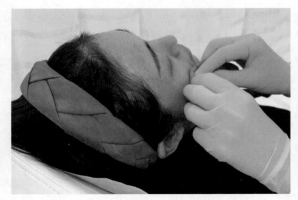

图4-2　碘伏面部消毒

注射医师消毒完手或戴好手套后，要尽量注意无菌操作，由助手打开产品外包装，并协助传递注射械，安装或更换针头。

开始注射之前，轻轻从注射器向针头挤压出一小滴来确定针头的通畅。

三、术前麻醉

在行大多数填充注射时，只需局部冰敷或使用表面麻醉剂即可。

有些填充注射，如唇部、内眼角等较敏感部位的注射，或隆鼻、隆下颏等注射剂量较多，塑形操作时间较长的治疗时，可对疼痛耐受较差的患者在注射区域内行神经阻滞麻醉或局部浸润麻醉。

根据注射区域，在上、中、下面部注射时，可用含1/1000肾上腺素的2%利多卡因注射液，分别在眶上孔、眶下孔、颏孔行阻滞注射，每点注射量0.5～1 mL。

（1）眶上孔：位于眶上缘内、中1/3交界处，距正中线约2.5 cm，有分布于额部和上睑的同名神经和血管通过，指尖按压此处时可有明显胀痛感。

（2）眶下孔：位于眶下缘中点下方约0.8 cm处，恰对鼻尖至外眼角连线的中点处，经眶下管通往眼眶下壁，有眶下血管和神经走行，是行眶下神经阻滞的麻醉之处。

（3）颏孔：位于下颌第2前磨牙根下方，下颌体上、下缘连线的中点处，距正中线约2.5 cm处，开口朝向后外上方，有颏血管和神经通过，是颏神经阻滞麻醉之处。

眶上孔、眶下孔、颏孔常常位于瞳孔正中线上。

填充剂的使用方法：正规的填充类注射产品，都无菌包装于自带的一次性注射器中，并根据其产品的分子大小及黏稠度，配备有相应的大小（小分子量产品多为27 G或30 G）的注射针头供术者选择使用。

第二节 基本注射操作

一、基本进针法

（1）垂直进针法：与注射平面垂直进针，右手小指可轻放于注射平面上，以固定进针角度。

（2）成角进针法：注射器针尖与皮肤呈一定角度进入，一般为15°～45°。左手视情况进行辅助作用，可轻扶针头，以固定进针角度，也可将注射部位的皮肤绷紧或提捏，以方便右手进针。

（3）浅表进针技巧：当非常浅表注射时（如真皮深层）时，应接近水平角度进针，左手可辅助绷紧皮肤以方便进针。还可适当地将针尖部在注射孔方向进行一定角度的弯折（即出水孔朝上），可更方便控制进针的深度，避免进针过深，适用于肉毒素及小分子量填充剂的真皮内注射。

二、注射层次

填充除皱主要在真皮层及皮下组织层；塑形填充通常在皮下组织层、骨膜上，严禁注射在表皮层。

真皮层的注射还可细分真皮浅层、中层和深层，常规除皱多注射于真皮深层，若过深至皮下组织，则见不到明显的矫正效果；注射过浅，则会出现皮肤发白的现象，应立即停止注射，并用力按压皮肤，使填充物尽量均匀扩散。

在不能确定具体层次的情况下，软组织填充剂以"宁深勿浅"，肉毒素以"宁浅勿深"为原则。

对于不同的注射层次的手感掌握，要靠长期的经验总结。

三、填充剂的基本注射法

填充剂多为动态注射，即将针尖进入到相应的注射区域后，不断地改变注射方向与注射层次，以及配合出针后的按压塑形，使填充剂均匀分布以起到不同的填充支撑效果。

（一）单点注射法

（1）进针顺皱纹方向，针头斜面朝上（骨膜上层注射时针头斜面向下），和皮肤以相应的角度进针（一般为15°～45°，特殊部位可垂直进针），干脆利落地进入相应注射层次。

（2）回抽避免注入皮下小血管内，若有血，拔出针后按压，待止血后再在附近点位另行注射。

（3）稍退针退针少许，为注射物留以缓冲空间，避免突然压力过大而进入其他组织间隙或血管。

（4）注射右手缓慢注射，并注意压力变化，左手可按于注射区，感触注射物的注入情况，注入填充物后以皮肤稍变白、微隆起为宜，若进针过深，应抽回针头，重新进针。如果注射得太浅，可见注射区明显的隆起和颜色发白，注射应立即停止，并按摩治疗区域，直到恢复正常颜色。

（5）按压塑形注射完后，轻轻按摩局部，使进真皮内的填充剂均匀分布到皱纹及所需要填充的凹陷下（图4-3）。

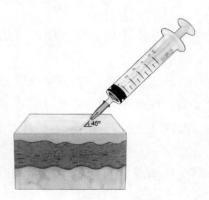

图4-3　注射角度示意图

（二）单平面多点注射法

（1）连续点状注射法即按需求，在一定序列上（一般是沿着皮肤皱纹的长轴方向）进行多次单点注射。注意点与点之间要保持紧密相邻，以达到相对平滑、连续的线形填充效果。出针后，要进行局部按摩以求平滑效果，防止两个注射点之间出现明显中断的外观（图4-4）。

（2）连续线状注射法是最为常用的注射法，即沿着需要填充皱纹的方向，针孔朝上斜入针，进针至注射区域最远处或皱纹的末端后，缓慢退针，边形成隧道，边同时均匀地推动针筒，将填充物注入真皮内。针尖抽离皮肤前，就应停止注射，以免注射过浅。退出针头即完成一个隧道的注射（图4-4）。

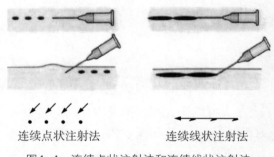

连续点状注射法　　　　　连续线状注射法

图4-4　连续点状注射法和连续线状注射法

短的、表浅的皱纹或皱褶，线状注射法常可一次修复。若皱纹或皱褶较深且宽，可行多次线状注射法，将填充物分布在不同位置、不同深度，并可衍生出其他常用的注射法，如平铺法、网状法、扇形法、圆锥法、点状法、点面结合法等。

（3）扇形注射法的进针方式与线状注射法相似，不完全退出针尖，改变进针方向后，进行第二次线状注射，如此连续改变角度多次。通常一个部位要扇形入针3～4次，每一针的注射量不超过0.1 mL（约0.05 mL比较适当），适用于较大面积的深层注射填充，且只具有一个针眼，创伤较小。

扇形注射法及其衍生出来的方法在临床上是相当常用的，两个点的多平面的扇形注射法其实就是一种变相的交错注射法，可达到与交错注射法类似的多平面注射效果，且针眼较少（图4-5）。

连续线状注射法与扇形注射法结合，可延伸出"蕨叶形注射法"，其手法

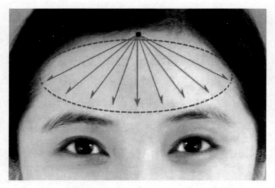

图4-5　扇形注射法

很多，但原理一致，即以中间注射线填充为主同时在线的两边也注射一定量的填充剂，使注射区与周围区域在外观上过渡更为自然，相较连续线状注射法，更适用于较宽的皱纹或体表凹陷，立体平面的扇形注射即为"锥形注射法"。

（三）多平面注射法

又称"立体注射法"，即在同一组织层次不同的深度或不同的组织层次进行多平面的注射，方法可以采用单一针眼向不同方向分布注射，如锥形注射法；也可以用多针眼立体法注射，如交错注射法、双扇形交错注射法等。

（1）锥形注射法先垂直皮肤表面进针，并使针向下到骨面，将较大量填充剂注射在骨膜上层以起支撑作用，然后边退针边继续减量注射，越往上层注射量越少，接近皮肤时停止注射，然后在同一点或行另外的隧道，重复以上过程直至填充完成。锥形注射法能使填充剂形成符合"金字塔原则"立体分布的垂直柱（底部较宽，上部较窄），可提供更好的结构支持（图4-6）。

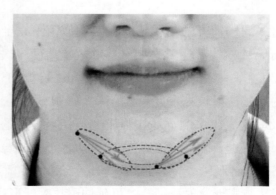

图4-6　锥形注射法

（2）交错注射法即多组连续线状注射法呈直角交叉注射，两线相互之间相距 5～10 mm（图 4-7），适用于较大面积的深层注射填充。

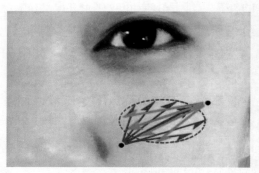

图 4-7 交错注射法

立体注射的方法是多变的，在运用时通常都是灵活应用以上多种注射法于一体。为了保证更好的效果，注射还需关注和周边的衔接和过渡，如隆鼻时要注意和眉头及额部的过渡衔接，注射鱼尾纹也需要深层的铺垫和支撑（尤其存在松弛的情况下），以免动态表情的不自然。

（四）MD 代码注射法

MD 代码，即医学代码，是艾尔建集团基于面部特征开发的一整套面部填充位点系统，代表了用于注射透明质酸填料的特定解剖亚单位。每个 MD代码包括以下信息：注射的目标深度、适当的注射工具（针或套管）和注射技术，以及为实现可见、可重复结果而推荐的最小产品量（活性数）。在治疗计划中，适当的 MD 代码被选择，使用算法集中在减少不利的面部属性（下垂、疲倦、悲伤，或生气的外观）和增强积极的属性（有吸引力的、年轻的、更立体，或女性或男性化的外观）。

1. MD 代码意义

患者经常寻求面部缺陷（如皱纹和褶皱）的美学矫正，而这些缺陷很少是导致患者对其外观不满的根本原因。使用一种更全面的方法，专注于改善面部的情绪信息（例如，看起来不那么悲伤），可能会提高患者对治疗结果的满意度。MD Codes™ 系统的开发是为了通过减少透明质酸填充剂治疗技术方面的可变性来提高临床成功率，并专注于解决面部的不利情绪属性。

面部表情可以传达各种情感线索，而这些往往不能反映病人的真实感受例如——当病人不感到疲倦时，他的脸可能看起来很疲倦；当病人不感到悲伤时，他的脸可能传达出悲伤。研究表明，负面情绪信息与特定的面部缺陷相关。例如，生气的外表可能是由眉间纹引起的，也可能是由眼袋引起的疲倦。随着皮肤、软组织和面部骨骼的衰老而发生的变化，可能会导致这些负面情绪信息的积累。然而，仅对一个孤立的区域（如眼袋）进行治疗可能无法获得成功的美容效果。

有人建议，提供面部美容治疗的临床医生应该处理患者面部的情感信息或错误，而不是单独治疗面部缺陷。MD 代码为减少注射技术的可变性提供了一种通用的符号语言，帮助临床医生提高患者的满意度，超越对皱纹和褶皱的治疗，专注于减少不利的面部属性。

在临床医生的控制之下。这些特征中的每一个都能独立的影响脂肪含量、肌肉活动、皮肤质量和松弛度，从而产生无数张不同的脸。然而，治疗的技术方面，如使用的产品和注射技术，可以得到更精确的控制。MD Codes™（或医疗代码）是作者开发的一个系统，它提供了具体的注射指南，提供了用于实现最佳结果的精确位置、层次、工具、注射系统和产品数量信息，而不考虑患者的年龄、性别或种族。成功结果的实现，在这里定义为减少负面或不利的属性和增强积极的属性；然而，MD 代码指南可以提高新手临床医生的表现，同时也在理论上提高更有经验的临床医生的成功率。使用 MD 编码来处理面部负面情绪信息已经在网上和世界各地的研讨会上提出。

2. MD 代码注射法临床应用

（1）编码为字母、数字、形状和颜色表示注射透明质酸填料的精确解剖部位和程序，可以用任何语言理解，可作为所有技能水平的临床医生之间交流的平台。注射部位用字母和数字的组合来描述；字母表示解剖单位（例如，脸颊、太阳穴或下巴），数字表示亚单位，因此每个代码表示一个单一的、精确的注射部位。例如，表示面颊时用字母 Ck，并对脸颊的亚单位进行编号：Ck1 = 颧骨弓，Ck2 = 颧骨隆起，Ck3 = 脸颊前内侧 – 脸颊中部，以此类推。MD 编码并没有反映注射的顺序，而是提供了一份清单，供临床医生在评估每个面部单元时进行标记。红色的 MD 代码表示警戒区，那里有敏感的结构，如神经血管束在面部危险区域。这些红色代码提醒临床医生在这些区域使用针时要谨慎，并考虑使用 can– nulas 代替。警告代码绝不应用于指导新临床医生的注射。对警戒区域的治疗只能由训练有素的专家提供，这些专家具有丰富的注射经验，对每个区域的解剖学和生理学有充分的了解，并有能力处理严重的并发症（如果发生的话）。

（2）与透明质酸填料的代码相关联的形状表示注射输送。例如，大剂量或线性注射。对于骨水平的精确注射和／或当需要精确和明确的治疗真皮下平面的细纹（如唇线）时，最好使用针。在皮下和脂肪垫注射时，当担心血管束靠近时，首选使用套管。

（五）相关的一些注意事项

（1）在注射时，要注意入针层次、方向、角度，倒退抽针速度、推药速度等，每入针单点一次注射量保持0.05 mL为宜，最多不超过0.lmL。

（2）透明质酸钠水凝胶的黏度较胶原蛋白稍大，因此注射时需要施加较大的推力，注射填充物多具有动力性黏度的特性，即温度升高时黏度会下降，冷藏的胶原蛋白在回复升温后更易注射。

（3）多平面多隧道注射会有增加出血的可能，故更要求手法干净利落，出针后适当压迫止血。

在临床上，总体分为锐针和钝针两种针头，其在具体操作中各有优势及适用部位。

第三节　锐针与钝针注射特点及适用部位

一、锐针操作手法

通俗来讲，锐针就是我们生病时通常使用的肌肉注射器，针管大小依据药量毫升数的不同而定。其针管针头比较尖锐、细小、锋利，适合肌肉注射治疗或精细部位填充。锐针是目前为止使用度最广、使用人群最多的针剂类型。它不适合注射细小部位，但像注射玻尿酸或是在肌肉组织较肥大的部位注射时，锐针是最理想选择。

二、锐针的优缺点

（1）优点：可灵活地在多个平面及多个注射点进行自由切换和微调；锐

针更细，若使用得当、层次准确，造成的组织损伤更小；各种注射材料中原配即为锐针，无须更换针头，操作方便。

（2）缺点：过于尖锐，可能会有刺破血管的风险；针对点状注射需要有效回抽且需要至少直径 ≥ 27 G 的针头才可能保证有效回抽，长度通常较短，大面积注射时有时难以注射平铺均匀；进针点较多，每个进针点都有损伤小血管的风险，可能造成表面淤青；新手持针手法不稳，更易损伤周围血管或眼睛等敏感器官；多点进针，形状不一。大面积注射时需要多点进针，易产生过渡部位的注射形状不一与不连续。

三、锐针注射注意事项

（1）缓慢推注：和减少推注压力，尽量使栓子向近心端移动。

（2）多点少量：多次变换针尖位置，没点不超过 0.05 mL，危险区 0.01～0.02 mL。

（3）退针注射：即使有少量填充剂误入血管，马上退出针头，基本不出现栓塞表现（局部出现出血/肿胀，易于发现）。

（4）抖针注射：适用于在拿捏不准注射层次时，通过抖动针头，可避免大剂量填充剂误入血管。

（5）试验性回抽：一点大剂量注射时采用此法。

（6）提捏手法：可使提捏区的软组织，血管瘪陷，阻断重要的交通支，增加注射过程中的组织厚度。

四、锐针注射操作

面部解剖对于填充剂注射的重要性不言而喻，尤其是需要牢记面部血管在每一个区域的走行。面部的主要有 6 个危险区域（眉间、颞、眶下、鼻唇沟、唇部、鼻），以及各区域的安全注射方法。

（1）额部及眉间：额部下方及眉间不宜采用骨膜层注射，应使用浅层多点注射，将手指按住滑车和眶上动脉的近心端，防止注射物进入眼眶。理由是滑车上动脉及眶上动脉出匡时位置较深，如果在骨膜层做锐针注射，需要在眉上 2 cm 以上。

（2）鼻部及鼻唇沟：鼻背注射应在骨膜或软骨膜层，鼻尖不宜做皮下注射，因为鼻背部的血管大部分位于 SMAS 浅层，且鼻尖部真皮下血管网较丰富。保持鼻背部的正中线注射，可以在路径上避开两侧的血管。鼻唇沟的深面正好是面动脉主干通过，层次位于 SMAS 深面，但是，从 85% 的标本上发现，口角外上方处会有一段面动脉浅出到 SMAS 的浅面，所以，于鼻唇沟的上半段注射时，不宜使用锐针在皮下层注射。

（3）颞部：推荐的注射层次为紧贴真皮层的皮下，强烈推荐使用钝针，可以避免刺破血管。于骨膜层注射虽然合理，但也有从不使用者。颞浅动脉的额支行走在皮下层，而颞中静脉行走在颧弓上方 2 cm 左右的颞浅脂肪垫内，其深部注射时需要在颧弓上方一横指以上进针，因此，静脉很可能与颞部注射脂肪后引起肺栓塞有关，所以，在此位置应避免做深部的穿刺注射。另有学者认为，此部位有颌内动脉分支，如果出现栓塞可能会造成上颚坏死。

（4）可能造成眼动脉血管栓塞。主要是眶上动脉、滑车上动脉、鼻背动脉、内眦动脉、颞浅动脉。虽然内眦动脉是面动脉的终末支，但有 23% 来自眼动脉，有 26% 阙如。故容易造成眼动脉栓塞的危险区域是眉间、眉上、鼻背、鼻唇沟。

五、钝针与锐针的比较

在人体标本上使用钝针和锐针做模拟注射比较时发现，采用锐针垂直进针骨膜层注射时，填充剂会溢入各个层次，而使用钝针斜插注射到骨膜浅层则比较可靠，也比较精准。重要发现：如果使用锐针做骨膜层注射，即使持续顶着骨膜注射，也存在血管栓塞的风险。在颞部骨膜层注射时，注射材料会溢入颞肌层内。

第四节　钝针操作手法

一、钝针定义

在微整形行业早期，是只有锐针这么一种，而钝针是在锐针的基础上发展，经过改良而形成。锐针更细、更短，适用于精细部位的注射，对血管分布的掌握度要求更高，而钝针更粗、更长，适用于大面积和细长部位的注射，对面部解剖层次的掌握度要求更高。

传统注射多追求极其锐利的针尖、超细的针头，但锐利的针尖在减轻病人痛苦的同时，也潜藏着一些风险——尖锐的针尖容易穿透皮肤，也容易刺破血管，这不但会增加出血量，还容易导致淤青，也给手术过程造成极大干扰。例如，目前国内多数整形机构都是用锐针进行玻尿酸的注射，如果医生技术不到位，稍有差池就会出现淤青甚至更严重的并发症。要知道，注射美容的效果，与医生的注射技术、所使用的注射材料和器械密切相关。以整形手术为例，在人体不同部位做手术需要运用不同的医疗器械。注射于面部不同的部位，如眼周、苹果肌或下巴处需要的器械也应加以区分。传统注射器常配备锐针进行注射，因锐针尖头较硬、针刺感强，在治疗时有一定的不适感，同时在大面积注射时需要多点进针，易造成过渡部位不连续感。

钝针由一块钢材生产出来，头部与其前一段是遁形，而表面则完全抛光。钝针在进入皮肤之后可以在组织当中自由运动，侧孔进去润滑。对组织造成的创伤降到了最低程度，使淤青的产生减少许多。从用户体验的方面来说，因其少创面、淤青、淤血，以及术后恢复快等特点，更加符合"午休美容"的概念。钝针注射需先用锐针戳出一个小口，做出一条通路，再戳入钝针注射。

二、钝针的优缺点

（1）优点：操作时注射层次控制相对简单；无锋无刃，弹性强，在皮下及骨膜上等疏松组织中穿行，层次极为准确，不易扎入肌肉，不会直接刺伤血管及神经，更不会直接刺入血管中，若应用得当，出血量及肿胀程度均可降低；相比锐针更长，长达 5 cm 以上，甚至可以超过 10 cm，用于额头等大面积的部位进行扇形、交叉填充，针孔更少，更容易平铺均匀；可于更隐蔽的部位进针，达到较远的注射位置；侧部开口，软质钝头。头部圆钝、侧部以激光准确切割开口。在注射与推药液的过程中，都减少了患者的痛苦感；匀速释放，减少肿胀。注射透明质酸时，钝针可以平滑均匀地将药液释放，更有利于钝针针头在软组织中平顺地前进，有效减少肿胀。

高浓度透明质酸出现之后，如果锐针在容积增加的情况下，极其容易注入血管，从而出现栓塞。但如果用钝针注射高浓度透明质酸，就可以完美避免这些问题。近年来，有不少专家提出将钝针取代锐针进行透明质酸注射，但最稳妥保险的注射手段是按照部位的不同选择针型，较大的部位填充适合使用钝针，而较小、较精细的部位应该使用锐针，这样才能既考虑安全性，又照顾后续效果。

（2）缺点：无法进行皮肉注射；钝针强行突破形成周围组织的撕拉伤，疼痛感较强，还有可能会拉断周围的血管，也可能造成神经末梢纤维的撕拉伤；如果是质量较差的钝针，其针孔周围较粗糙，在穿刺中有可能会刮破血管；钝针内径相对锐针粗很多，推注更为流畅，在相同操作压力下，单位时间注射量是锐针的数倍，若操作不当，容易在某一局部注射过多；外径大多粗于锐针，进针点需要额外使用细锐针注射少量麻药，要用粗锐针开孔，否则患者疼痛难忍，操作步骤比锐针复杂；不易定位，较难把控。定位性较锐针差，在人体深层组织注射时较难把控，导致操作时间延长。

三、钝针使用方法

（1）术前准备：用记号笔在面部标记注射点；对面部进行消毒。

（2）操作方法：普通锐针穿破面部皮肤层，然后取出；钝针针头对先前的穿刺点进行面部注射，边撤针头边推注射产品，走针方向呈扇形。

（3）术后处理：注射完成后进行消毒，并在注射范围涂上金霉素眼膏。

四、钝针使用注意事项

（1）使用钝针注射的材料在颞部位于皮下层，其余部位基本位于面部表情肌的深面，注射物的移动性较大，而使用锐针注射的材料大多位于骨膜层内，附着坚实，难以移动。

（2）钝针做鼻唇沟注射时，终点位于鼻翼两侧，与面动脉的转折点非常接近。钝针做鼻背注射时，注射物与两侧的鼻背动脉仅相距3 mm左右，且位于同一个层次。从解剖结果上看，做皮下层和骨膜层的注射较安全，可以避开主要血管，但有些部位的注射层次与血管相同，无法避开，需要极其小心。

第五节　综合操作

总的来说，不管是锐针还是钝针都有缺点和优点，本质上并没有太大的优劣，重点在于使用者的能力，不过在医疗整形行业中，大部分医务工作人员都会选择结合使用，尽可能将危险性降到最低。

如在泪沟分段式填充技术中，填充物由来均基于泪沟的不同部位的解剖结构及浅层组织厚薄程度而决定。在外针头选择方面，由于眶周脉管系统分布繁杂，深层填充建议选择 27 G 40 mm 钝针更有优势，因其在组织内穿刺较为灵活。真皮浅层组织填充建议 30 G 15 mm 锐针皮下注射填充更能达到相应解剖层次，此法为多层次联合注射技术，有助于泪沟凹陷填充术后皮肤的水分改善及注射部位肤质改善效果。

深层骨膜上韧带周边提升打法可采用锐针单点式注射，注意单点为单点范围内的多个小点，每一个小点剂量小于 0.01 mL，单点总剂量勿超过 0.3 mL，采用 27 G（直径小于 27 G 的锐针并不能保证有效回抽）或直径更粗的空锐针或预充麻药（或生理盐水）的锐针，并等待 10 s 以上（由于血液黏稠或针尖贴附血管壁，时间短于 10 s 常常不能有效回抽），以降低误注入骨膜上血管的可能。

浅层和深层脂肪室的填充推荐采用 21～23 G 的钝针填充，以边退边打的方式进行，每个针道注入透明质酸的量小于 0.02 mL，轻柔操作，可有效降低误注入血管的并发症。在某些粘连较重的部位，如颧颊沟、颧弓下凹陷区等部位，可采用钝针做适度的皮下剥离，在患者接受淤青的情况下，可辅以锐针进一步剥离；注意剥离平面应为"渔网状"而并非完全分离，否则易形成透明质酸的团块状堆积。在注射浅层脂肪室的时候还应注意，有时需采用至少 2 个进针口做"网格状"注射，尤其是注射下睑泪沟区域时，以防止出现局部凸起，保证注射的均一性。

为获得良好的支撑和提升效果，需在紧贴真皮的皮下脂肪或真皮内注射透明质酸。推荐采用直线形、蕨叶形的注射方式，用锐针以边退边打的方式进行。由于操作平面表浅，注入血管的风险大大降低，但是在存在瘢痕的眉间区域或痤疮瘢痕区域仍应注意血管栓塞的发生。另外，应控制注射的剂量和速度，防止浅层填充过量形成的"串珠样"畸形。

静态性皱纹的透明质酸填充建议选择钝、锐针结合的方式，钝针以直线形注射皮下脂肪，同时实施剥离粘连的操作；锐针在皮下脂肪和真皮内做直线形、蕨叶形或网格形注射。真皮内填充低交联或无交联透明质酸可采用单点式注射。在某些血管走行层次不恒定的区域，如上、下唇珠部位，使用锐针往复式注射手法，可有效防止栓塞的发生。

剥离手法的应用：为有效保证面部美观，纠正畸形，需要对瘢痕进行剥离，并对缺损部位进行填充，使外形恢复。小针刀具备损伤小、速度快的特点，对患者进行脂肪颗粒移植前剥离，为患者实施局麻联合肿胀麻醉，能够保证剥离层次的清晰度，避免给深部组织带来损伤。另外，使用小针刀进行线状瘢痕剥离，能够保持剥离层次的清晰，提高剥离效率，避免损伤深部重要神经组织。对剥离腔注射脂肪颗粒，要适当控制注射量，以受区高于周边正常皮肤为标准。

通常情况下，面部线形凹陷性瘢痕主要为感染、外伤所致，瘢痕基底和皮肤深部组织存在较为严重的粘连，部分患者的主诉症状为凹陷，在面部表情运动以及肌肉收缩的状态下，患者的线形凹陷就更加明显，不仅给患者的面部美观产生严重影响，还给患者的心理带来不利影响。以往临床治疗主要运用瘢痕切除法，但其术后会发生再次粘连现象，导致局部凹陷，因此，其不仅不能够达到治疗日的，而且疗效不为患者所满意。

针刀剥离结合自体脂肪移植治疗面部线形凹陷性瘢痕效果较明显。如单一采用小针刀剥离治疗，其虽然能够有效改善凹陷，但易再次发生粘连。因此，剥离后注入脂肪颗粒到腔隙中，能够有效避免发生再粘连。

面部注射顺序：面部衰老的下垂为向内下方向的衰老。因此，面部透明质酸注射的目的就是恢复面部的外上向量，这决定了面部透明质酸注射顺序的第一个原则为先上方后下方，该原则适用于面部大多数情况。面部在功能性解剖上分为外侧区和内侧区，其分界线为颞线与咬肌前缘之间的连线。外侧区为咀嚼区，相对固定；内侧区为表情区，活动度较大。这些解剖特点决定了面部注射透明质酸注射顺序的第二个原则为先外侧后内侧，即首先从相对固定区开始，再移向活动区。面部衰老的另一个特点是自骨骼向皮肤的多层次的衰老卵。目前，普遍接受的观点认为面部大部分区域分为经典的5层结构，自深层向浅层分别为骨膜、间隙和深层脂肪、SMAS、浅层脂肪和皮肤。综上所述，面部透明质酸注射顺序的三个原则：先上方后下方、先外侧后内侧、先深层后浅层。

注射后按摩：良好的结果除了取决于过射技术，还取决于有效的按摩方法。每次注射时按摩一两次，或注射过程中一直按摩。哪种注射方法都需要按摩。但是，错误的按摩方法不如不做。

一般来说，主张按摩无用的一方的依据如下：第一，过几天后，填充剂就会自己找到自己的位置，不需要人为按摩；第二，按摩可诱发瘀青，增加细菌感染的机会；第三，通过按摩，"聚集在一起"的填充剂故意"打开"，缩短了填充剂的寿命。这些都是有依据的。但按摩是有效的，依据如下。第一，注射后不按摩，填充剂找到自己位置的那几天，无法避免皮肤凹凸不平。通过按摩即可知道过度矫正或矫正不足，能做增减填充剂的工作，但较长时间后才知道过度矫正的，特别是对难解除的中长期填充剂，将成为大难题。还有，若是填充剂注入后不精致，通过立即按摩能有所挽回，错过这个机会是很不值得的。第二，不认为细心、适当的按摩会诱发瘀青。充分细心的按摩，不会诱发细菌感染等危险。第三，不要迅速"压扁"填充剂，要恰当地逐渐摊平进行，使操作结果更自然，对填充剂的寿命也没有影响。

按摩时使用的工具有戴手套的拇指或示指、鱼际隆起部的外侧、茶匙、纱布、棉签等。使用填充剂制造商提供的特殊工具。相比曲面柔软的工具，一般选择扁平坚硬的工具。宽或长的部位用拇指，小或精细的部位用棉签。一般用棉签的头部棉花部分按摩，但狭窄或硬的部位用棉签的木头棍部分按摩。按摩的基本是铺平填充剂注入部位，使之逐渐成为正常皮肤。即压平和摊平。通常，从填充剂注入的部位开始向周围正常皮肤方向按摩，用棉签的棉花头部部分，侧躺着推，把棉签自然向前滚，再反方向摇滚的方法更有效。

按摩时的注意点如下：第一，不要用太强的压力强推或强压，填充剂会向侧面散开，强压部位会凹进去，使该部位几乎没有填充剂，常见于初次操作者；第二，过度按摩会诱发瘀青或炎症，有时可引起脱皮，并发色素过度沉着等副作用，为了防止出现这些副作用，可在按摩时涂上抗生素药膏或凡士林等润滑剂，这将大有帮助；第三，不采用无菌按摩将成为感染的诱因。按摩的工具需要消毒后再使用。有时为感受正确的触觉而进行徒手按摩，要尽量少用。

有人认为按摩就可以解决所有问题，但是按摩的作用是有限的，精细的填充剂注射操作是良好按摩效果的基础，既可以缩短时间，结果也会更好。还有紧急按摩的情况也可能发生，如注射时注射部位附近的皮肤突然变白，可能是填充剂阻塞了血管，要立即停止注射，轻轻按摩到皮肤恢复正常肤色，若不能恢复，要马上溶解填充剂。

第六节　注射后护理

微整形注射术后的常规护理

由于针刺注射后患者常常出现焦虑不安，因此填充术后最好建议患者休息数分钟。嘱患者局部冷敷或冰敷有助于减轻局部肿胀、消除局麻作用失效后的不适感。注射部位通常无须再覆敷料，但脂肪抽吸部位应予以加压包扎。术区避免揉搓造成的剪切力可有助于局部塑形。术前、术后应摄像留存资料。

注射完成，由医师均匀按摩塑形或压迫止血后，患者不可擅自按压。

注射部位用酒精擦去标记线，注射针眼消毒后外涂红霉素眼膏，冰敷 5～10 mim，以防瘀肿。

肉毒素注射后按摩可有助于抚平肿块，但当注射部位是在降眉间肌和皱鼻纹等不易扩散的部位时，按摩需谨慎，嘱咐患者对受影响肌肉进行 1～4 h 的活动，可增进药物的吸收。

填充剂注射后 48 h 内，应尽量保持注射部位静止，避免大笑和哭泣等面部肌肉的频繁运动，以保持注射物的均匀分布。

注射后 6 小时不要沾水、洗脸等；24 h 整脸不要使用化妆品或局部污染；注射后 72 h 内不得在注射部位和注射周边部位涂抹外用药物和化妆品以及其他刺激性物品。

注射后最好 2 周内不饮酒、不吃辣椒等刺激性食品，避免暴露在极端的阳光照射或其他射线下。

有任何异样情况及时告知注射医师。

注射后 1 周、2 周、1 个月、3 个月、半年随诊复查。

第七节　常见不良反应及并发症

（1）源于注射物的并发症：主要表现在机体对注射物的生物相容性和免疫源性反应上，表现为排斥反应、过敏反应及肉芽肿。

现有的正规注射产品大都经过了严格的生物相容性筛选，在临床上源于注射物的并发症，如排斥反应或过敏反应，通常只是局部的温和表现，如红肿瘙痒等，极少出现严重的全身过敏症状，使用常规抗过敏治疗就能很快治愈。

肉芽肿的发生率很低（约0.01%），与个人特异性体质及其他不明复合因素共同作用有关，其发生原因尚没有完全明确，临床观察表明其与注射量和注射次数没有必然的因果关系。肉芽肿是一种良性增生的产物，可在局灶内多点行糖皮质类激素注射治疗，少量多次进行，一般都能顺利治愈。不建议轻易使用全身皮质激素治疗，也不建议用手术切除的方法治疗。

（2）源于注射技术的并发症：填充类物质注射到肌肉层、应用产品不得当或单针注射过量、过浅，均会造成硬结或肿块、局部轮廓形态的异常、局部异物感等。

源于注射技术的并发症，在早期（1周内）可以通过适当的手法进行局部揉按，在相当程度上可以改善或纠正因注射不均匀所致问题；中期（2周左右）可以用无菌针头局部进针建立多个多方向的隧道，然后尽可能挤出多余的注射物，再按压塑形。

注射丰唇后局部发硬属正常现象，一般2个月内消失。

此外，肿块或结节和肉芽肿的鉴别：肿块一般在4周内很快出现，多为单发性，界限清楚，不会长大，随时间的推移大多会逐渐吸收消失，热疗法能加速这一吸收过程，皮质类固醇注射治疗无效。肉芽肿出现较迟，能同时发生在注射部位和邻近部位，且生长迅速，对病损内皮质类固醇注射治疗敏感。

（3）源于皮肤层面的并发症：主要表现为局部间歇性的刺痒刺痛、红肿瘀青、色素异常等。

由于真皮下富含血管，进针、出针难免会碰到血管，出血在所难免。如果局部出血多的话，就会导致局部肿胀、层次感模糊、注射量判断失真、注射物容易在出血的地方聚焦，还会出现局部的瘀青。

血小板减少或有凝血机制问题者、有毛细血管扩张（包括功能性扩张）者、皮肤敏感者、女性生理周期期间，以及眼周、额部及唇部等部位的注射也易导致局部出血。注射时手法麻利、压迫及时、在避开可视范围下的明显血管处进针、避开女性生理周期、注射前冰敷或事先使用相应的局麻药等方法可有效避免及减轻注射时的出血。

源于皮肤层面的并发症在不同的时间段内可以自行消失或恢复，一般不需要特别处理。如果有局部明显的出血，建议在注射后前两天冰敷，1周内按合适的手法进行局部揉按，以促进瘀血吸收即可（肉毒素注射后不主张按压）。

有些患者免疫力低下，或在操作中消毒不彻底（在美容院等地方操作常见），或患者有局部毛囊炎，都有可能会在注射后引起感染。应局部用针挑破后，将化脓物及部分注射填充物挤出，然后用庆大霉素或碘伏纱布覆盖在表面，每日换药，严重者可静脉滴注抗生素至创面愈合。

（4）填充剂栓塞为很少发生的并发症，多发生在眶周注射（眉间纹、下眶、泪沟等），也可能发生于鼻唇沟，与注射手法不正确、注射过深有关，可能是直接刺穿并注射入血管，也可能是刺破血管后经静脉回吸作用进入，可分为动脉栓塞与静脉栓塞。直接注射入动脉的填充物可能会引起眼底动脉栓塞，导致失明，或大脑的小动脉栓塞出现脑梗症状；进入静脉的填充物多回流至肺后形成肺部毛细血管栓塞，可出现呼吸困难及缺氧等症状。

填充剂的栓塞与脂肪栓塞症状相似但要轻一些，一旦发生，治疗也较为困难，应以预防为主，养成推活塞前先回抽，有明显出血时及时停止治疗等良好习惯。

（5）注射后失明：面部填充剂注射（尤其是眶周）最可怕的后遗症是失明，虽然较罕见，但一定要引起重视，并行预防。

所有类型的填充剂在行鼻部、额部和眼周皱纹的注射时，都有可能引起失明，由于发生率极低，国内外文献较少有报道，因此其发生的实际机制目前尚存着一些争议。

失明的发生与局部损伤和不成熟的注射手法有关，主要原因很可能是不慎将较多的填充物注射入滑车上动脉和眼动脉的交通支内。此外，眼底小动脉的出血导致视神经的压迫是注射后失明的另一重要原因。

因此，在这几个部位注射时，针头不能始终保持静止，尤其在注射黏稠度较高或含微球的填充剂时，应保持针头的往复运动。

在注射前应使用含有肾上腺素的局麻药以诱导血管收缩，不得向眶下孔或向眶上切迹内注射，每次注射时要缓慢操作，注射量要少。

在颞部行较大剂量大范围填充时，可在含有肾上腺素的局麻药麻醉后，使用较粗（约1 mm）的钝针，避开显浅筋膜层，紧贴骨膜层（颞深筋膜深层）进行注射。

第五章　面部填充治疗临床操作

第一节　面上部

一、额头

（一）概述

额部占了全面部的上 1/3，是面部最开始的部分。丰满厚实的额部会给人留下较好的第一印象，但是大多数人的额部离美的标准还是有所差距的。不同民族有着不同的审美观，东亚人的标准美容额部应平坦，微向上凸起，并柔和平稳地过渡到鼻根部，其弧度优美流畅，所形成的鼻额角为 135° 左右，从额部到鼻尖形成了一条柔和自然的 S 形曲线，使面容呈现出起伏有致的曲线美，男性以方额或 M 形额，女性以圆额或富士额为美。

临床上有很多女性患者要求将扁平的额部注射得丰满圆润，以增强整体面部的质感，并呈现出活泼生动与青春靓丽。

（二）注射材料

（1）自体脂肪移植：凹陷不多的情况下，可从患者自身的腹部或大腿抽取脂肪进行填充，只需 2～3 mm 的小切口就可吸收局部多余的脂肪。无须肿胀液注射，直接注射入凹陷部位，因为是自体组织，无排异性，生物相容性强，但随着时间的推移，也存在着吸收率较高的缺点。

（2）硅胶假体：额部大面积填充时，硅胶是最好的胶体材料，在手术前应先用石膏做好额头的模型，再对假体进行设计雕刻。手术可选用全身麻醉，在发际线后 3～4 cm 做切口，植入假体后缝合切口，操作也较为简单，术后额头的形态也大多令人满意。

（3）软组织填充剂注射：商业化的软组织填充剂具有简便的优点，在凹陷的部位不太复杂的情况下，门诊条件即可完成注射操作，无须住院，并发症少，很受患者欢迎，但也存在过敏（虽然概率极低）以及吸收等缺点。

（三）麻醉方法

术前局部冰敷 5 mim。

使用 5% 利多卡因软膏表面敷贴 30～40 mim，注射前拭净。

注射范围内的骨膜上行局麻药点状注射浸润麻醉（图5-1）。

眶上神经或滑车上神经注射利多卡因 0.5～1 mL 进行神经阻滞麻醉。

（四）注射方法

（1）立体交叉法：斜角进针直达骨膜上，以交叉注射法注射，需注射量多的地方可通过增大注射线的密度来进行调控。注射后抚按塑形，观察不平整的地方适量补充注射剂量（图5-2）。

（2）大扇形注射法：使用较大分子量的填充产品时，可按自体脂肪的填充方式，使用较粗的钝针于额部中线发际线处做小切口，于骨膜上行大扇形注射，塑形后若有凹陷不平处可再在皮下行少量补充注射（图5-3）。

（3）小扇形注射法：若仅对于额部中下方进行小范围注射，可在鼻根部进针，于骨膜上及皮下行扇形注射（图5-4）。

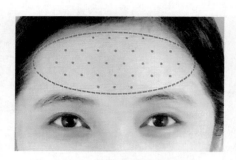

图5-1　额部注射麻醉点

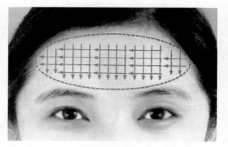

图5-2　额部填充立体交叉注射图

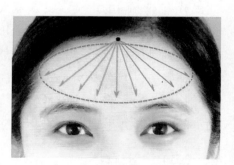

图5-3　额部大扇形注射填充图

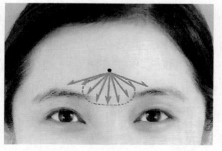

图5-4　额部小扇形注射填充图

（五）注射层次

骨膜上、皮下。

（六）注射剂量

根据不同部位的面积，平均3 cm×3 cm需要1 mL。注射深度与剂量也有关系，注射越深所需剂量越大。

（七）注意事项

（1）全额部注射量较大，填充剂注射费用较高，且注射较多时易移动变形（可联合注射少量肉毒素以减少填充材料的移位），更推荐使用自体脂肪注射。

（2）小范围的局部凹陷，或者自体脂肪不足的情况下，可考虑非自源性填充剂。

（3）治疗大面积凹陷时，可使用3.5 cm长的钝针从发际线处穿刺进入，针孔痕迹几不可见。也可在眉上方进行穿刺，针孔痕迹亦不明显。

（4）鼻整形术后若鼻根过高、鼻额角过小，可通过额部中下方的注射给以微调塑形。

（八）常见不良反应及对策

（1）表面不平整，按压后形成局部凹陷：注射过多引起，注意适应证的把握，凹陷过多的患者应推荐自体脂肪注射填充。

（2）局部线状凸起：较大剂量的填充物注射入皮下引起，切记要贴骨膜深层次注射。若不慎注射入浅层，应尽可能按平，挤出多余的注射物，若排不出多余的填充物，可在凸起部的周围皮下稍行补充注射，以起缓冲调节作用。

（九）参考案例

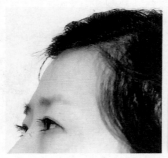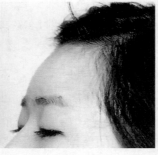

图5-5　鼻部注射术前术后侧面观

二、眉弓

（一）概述

眉弓位于眶上缘上方，并略与上缘平行，呈向上凸的微弧骨性隆起，是眉毛的支撑基础，也是眼周的肌肉与额肌相互融合的部位。上面分布有皱眉肌与降眉肌，这些肌肉与皮肤的连接甚为紧密，皱眉肌深度中等，越到边缘深度越浅，肌肉越薄，直至肌纤维消失。这些解剖结构是形成眉间纹中间、两边浅的外观的基础。

一般欧洲人的眉弓较亚洲人的高，男性的眉弓较女性的高，凸起的眉弓能加强面相的立体感，显得深邃而神秘。很多亚洲女性希望通过眉弓的填充得到一个立体感更强的面部外观。将少量的填充剂注入眉下及稍下方的皮下，可使面部提升并产生提眉的感觉。

（二）麻醉方法

术前局部冰敷 5 min。

使用5%利多卡因软膏表面敷贴30～40 min，注射前拭净。

眶上孔处行局麻药点状注射浸润麻醉。

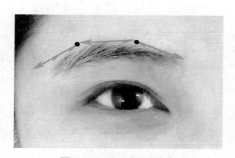

图5-6　眉弓塑形填充

（三）注射方法

（1）眉弓塑形：沿眉弓走向，以眶上孔为界，内侧由外向内进针，外侧由内向外进针，行连续线状注射，左手可轻按眉部皮肤以便于掌握注射层次与注射剂量（图5-6）。

（2）眶区提眉：沿眉弓走向，紧贴眶缘下侧，由外向内进针，在皮下进行连续线状注射，左手可轻按眉部皮肤以便于掌握注射层次与注射剂量（图5-7）。

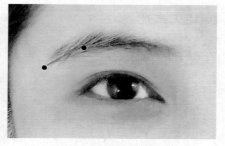

图5-7　眶区提眉填充

（四）注射层次

（1）眶区塑眉：皮下。

（2）眶区提眉：眶区皮下。

（五）注射剂量

视患者年龄大小、基础条件及个人要求而定，通常0.5～1.0毫升/侧。

（六）注意事项

（1）手法细腻，不能暴力操作。

（2）因眶上缘处多肌肉起止点，与骨连接紧密，较难剥离，且有眶上孔的神经走出，因此眶上塑形填充时大多不贴骨膜注射，而注射在皮下。

（3）眉区的注射为点睛之笔，注射少量即可对外貌起到较大的改善作用，切勿追求过多的凸起或提升，而失去了原本自然的面部线条。

（4）1周后可二次矫正。首次宁少勿多。

（七）常见不良反应及对策

（1）过度凸起，上睑臃肿，外形不自然。

（2）血肿。

（八）参考案例

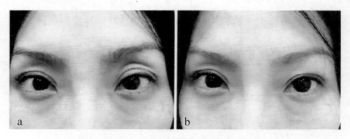

图5-8　上睑凹陷填充术前术后对比

三、川字纹

（一）概述

随着年龄的增长，面部的皱纹逐渐加深，在双眉之间逐渐形成，呈现为

"川"字型、较深的皱褶即为眉间纹，俗称"川字纹"。

眉间纹可分为动态眉间纹和静态眉间纹。

动态眉间纹是在做表情时所出现的眉间纹，由皱眉肌和降眉肌过多收缩而产生，是最适合用肉毒素治疗的皱纹之一。而静态眉间纹是在动态眉间纹的基础上，因患者年纪增长，出现皮肤弹性减弱以及皮肤松弛，应使用填充剂进行注射治疗。

眉间纹主要是由降眉肌、皱眉肌和降眉间肌这三组肌肉收缩，导致内侧眉头下降而产生（见表5-1）。眼轮匝肌上睑部内侧和额肌下侧缘的重叠覆盖收缩时，对眉间肌的产生也有一定的影响，不同的患者有着不同的肌肉形态与分布，故可形成不同的眉间纹外观。

表5-1　导致皱眉纹形成的肌肉

肌肉	运动	协同肌	拮抗剂
降眉肌	使眉毛内侧下降	皱眉肌	额肌
皱眉肌	形成垂直皱纹	降眉肌	额肌
降眉间肌	形成水平皱纹	降眉肌	额肌

根据其外观不同，有学者将眉间纹分为 U 型、V 型、Ω 型、倒 Ω 型、内向集中型等（图5-9），并得到了同行们的认可，但这分类方法较为烦琐，另有部分非典型患者难以归类。因此在临床上，也常使用更简单的分类方法，即将其分为横行和纵行两大类（图5-10）。无论是何种形态的眉间纹，只要能正确判断出肌肉的走向，就能进行安全有效的注射。

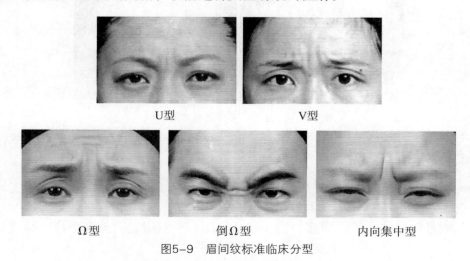

U型　　　　　　　V型

Ω型　　　　　　倒Ω型　　　　　　内向集中型

图5-9　眉间纹标准临床分型

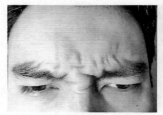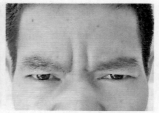

横型　　　　　　　　　　　纵型

图5-10　眉间纹简易临床分型

（二）注射材料

100 U 肉毒素 +2.5 mL 生理盐水，浓度 4 U/0.1 mL。

（三）注射方法

①五点法（最常用的注射方法）

a. 鼻根部一个点；

b. 左右内眦正上方，眉毛上缘（眶骨缘上方，紧贴滑车上动脉的外侧）各定位一个点；

c. 左右瞳孔中线（或略偏内）眶缘上方 1 cm 处各定位一个点（图5-11、图5-12）。

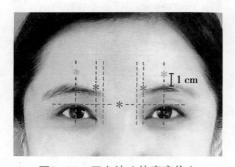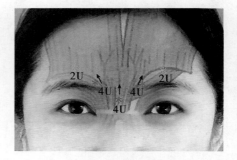

图5-11　五点法（体表定位）　　　　　图5-12　五点法（解剖定位）

（2）三点法。

若患者眉间较窄或眉间纹较轻，只注射三个点即可满足治疗需要（图5-13）。

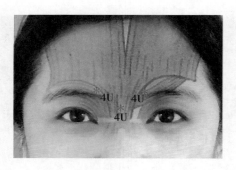

图5-13 三点法（解剖定位）

（3）七点法。

a. 若患者眉间纹较重或是男性，可在五点法的基础上再增加两个点，以加强治疗效果（图5-14）。

b. 若患者皱眉肌呈长而窄的横行走向，可在五点法的基础上，在瞳孔中线外紧贴眶缘再增加两个点，以加强治疗效果。但这两点注射剂量应较小，以避免造成眉梢下垂而影响外观（图5-15）。

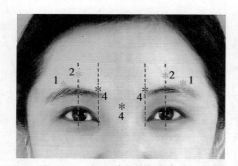

图5-14 七点法1（体表定位）

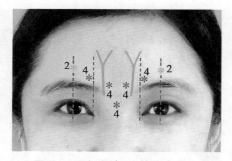

图5-15 七点法2（体表定位）

（四）注射层次

（1）降眉肌与降眉间肌：肌肉中层。

（2）皱眉肌：肌肉中层（内侧），肌肉浅层或皮下（外侧）。

（五）注射剂量

按患者皱纹程度的不同而灵活掌握注射剂量。

降眉肌与降眉间肌，每点3～5 U；皱眉肌因在眶上方，注射过多易弥散，导致眉下垂或睁眼无力，注射剂量应较小，每点注射1～2 U，注射总量15～30 U；男性患者由于皱眉肌较深，可酌情增加注射剂量，注射总量20～40 U。

现在越来越多的医师使用多点少量注射法，即将原先一个4 U的注射点分为同一肌肉上相邻两个注射点，每点注射2 U。在总量不变的情况下，使药物分布更加均匀。

（六）注射手法

降眉肌与降眉间肌可由内下方向外上方进针，进入肌腹注射，这一区域皮肤与肌肉连接较为紧密且肌肉较薄。左手可协助提捏或轻推压眉间皮肤，以形成褶皱凸起，刺入两层皮肤中间即为肌肉层。

皱眉肌虽走行于额肌深部，但因其肌纤维自内向外、由深而浅穿行，止点处通常与额肌及眼轮匝肌相互融合，故在外侧点注射时为浅层小剂量注射。

（七）注意事项

（1）滑车上动脉：是眼动脉的面部分支之一，在额骨内侧切迹各自眼眶进入面部，供应上眼睑、前额和头皮的内侧部，在眉间注射时应避开，以避免较多的出血（图5-16）。

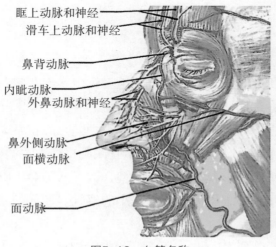

眶上动脉和神经
滑车上动脉和神经
鼻背动脉
内眦动脉
外鼻动脉和神经
鼻外侧动脉
面横动脉
面动脉

图5-16 血管名称

（2）外侧注射点尽量不超过瞳孔中线，预防眉下垂。

（3）避免注射点过高，以免影响额肌活动。

（4）不得低于骨性眶缘，以免睑下垂和复视。

（八）常见不良反应及对策

（1）眉下垂、上睑无力或睑下垂：由邻近的额肌或上睑提肌肌力减弱引起，通常在单侧，轻度且暂时性，以心理治疗为主，一般2～3周可自行缓解。眼部的症状使用新斯的明或新福林眼药水有一定的缓解作用，症状严重者可参考重症肌无力的治疗方法。

②眉间区变平、变宽：注射后的自然现象，治疗前应与患者沟通说明。

（九）参考案例

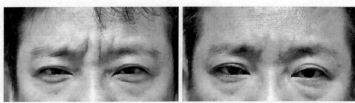

注射前　　　　　　　　　　　注射后

图5-17　眉间纹注射前后对比

四、太阳穴

（一）概述

颞部主要由肌肉与脂肪构成。有些患者天生颞部凹陷明显，额头较窄或颧骨高突的患者颞部的凹陷看起来更为明显。有的患者随年龄的增长，面部老化、软组织萎缩，亦可造成颞部凹陷的视觉差。除正常老化外，某些疾病治疗的阶段（如HIV的治疗中）或过度节食减肥也会导致颞部的凹陷。

中国女性喜欢椭圆形及倒瓜子形脸型，颞区凹陷会影响脸型上部分的轮廓，形成"申"字形脸，给旁人头大脸小的感觉。颞部的整形可以给整个面部带来显著的协调效果。

颞区由浅至深可分为皮肤、颞筋膜及颞脂肪垫、颞肌和颅骨外膜4层。其中颞筋膜及颞脂肪垫由浅至深还可再细分为5个层次：颞浅筋膜和耳外肌；颞中筋膜；颞深筋膜浅层；颞浅脂肪垫；颞深筋膜深层和颞深脂肪垫。

　　颞浅筋膜由致密结缔组织薄膜构成，为帽状腱膜向颞区的延伸，其中含有肌性成分，属于 SMAS 范畴。颞浅筋膜与皮肤连接紧密，手术时要锐性分离方可剥离；颞中筋膜由含有较多脂肪的疏松结缔组织构成，故容易分离，颞区的血管（颞浅动脉与颞浅静脉）神经行于内，在注射时要注意避开。在颞浅筋膜与颞中筋膜之间进行分离，则不易损伤分布于颞部的血管和神经，在该层行注射填充也较为安全（图5-18）。

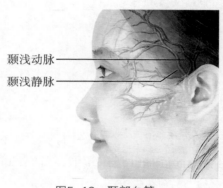

颞浅动脉
颞浅静脉

图5-18　颞部血管

（二）注射材料

　　颞部的凹陷使用自体脂肪、可吸收或永久性的填充材料注射都可以达到很明显的矫正效果。注射后不仅可以直接填充凹陷，消除光照带来的阴影感，使侧面轮廓更为光亮平滑，与颧弓的过渡更为自然流畅，还可撑开颞部皮肤，使眉尾与眼角上提，改善眉下垂，同时也对鱼尾纹起到辅助的治疗效果。

（三）麻醉方式

术前局部冰敷 5 min。

使用 5% 利多卡因软膏表面敷贴 30～40 min，注射前拭净。

注射区域行局麻药点状注射浸润麻醉

（四）注射方式

（1）中央注射法：于填充区域中央（常为凹陷最明显处）将针头垂直直

达骨膜上方，回抽确认无回血后，注射少量填充物使局部凸起（图5-19），拔出针头稍按压，再从原针孔进入，进针后堆少量填充物，后退针行线性逆向注射，各个方向的扇形注射可形成一个圆形注射区域，抽针后按压塑形，观察凹陷之处，就近进针于骨膜层上或颞中筋膜层行少量的点状注射补充调整。

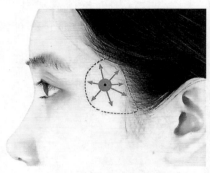

图5-19　颞部锐针注射法

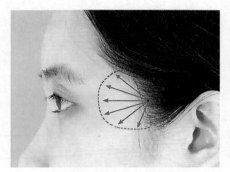

图5-20　颞部钝针扇形注射法

（2）扇形注射法：在发际线前缘，锐针打孔后，钝针斜角进针，贴颞区骨膜行扇形注射，至微隆起后抽针按压塑形，观察凹陷之处，再于骨膜层或颞中筋膜少量注射补充调整（图5-20）。

（五）注射层次

颞中筋膜层、骨膜上（颞深筋膜层和颞深脂肪垫）。

（六）注射剂量

1～3毫升/侧。

（七）注意事项

（1）消毒前，在体表可见的颞浅静脉可先行标记，以免注射时误伤。

（2）入针后注射前一定要回抽，确定未刺入血管。

（3）凹陷部位注射后的边界线与未注射区域相比有时会有视觉差异，故边缘部位应适当少量填充以使过渡柔和自然。注射后边界部偶尔会有凹凸不平。

（4）骨膜上注射较为安全，但需使用较多填充剂才能有较为满意的效果。颞中筋膜层上使用较少填充剂即可起到较为明显的注射效果。初学者若层次把握不准确，易损伤血管，因此为确保注射安全，初学者应尽量在骨膜上注射。经验丰富者可根据实际情况，在颞中筋膜层上进行全部或补充注射，以达到最佳治疗效果。

（八）常见不良反应及对策

（1）出血：局部冰袋按压，待止血后再行下一步注射。若不慎刺破颞浅动脉较大的分支，可在耳屏前方持续按压止血。若出血较多，颞区明显鼓起，应暂时停止注射，待2周后患者完全恢复再行填充治疗。

（2）血肿：与颞浅静脉的刺破有关，注射后立即冰敷压迫能有一定缓解作用。

（3）失明：严重的并发症，极少发生。一旦发生即为严重医疗事故，无较好解决办法。其与填充剂进入颞浅动脉有关，因此要严格把握好注射层级，注射前一定回抽观察有无回血。

（4）脑血管栓塞：注射填充物经颞浅动脉系统进入颅内血管，可引起相应并发症。

（九）参考案例

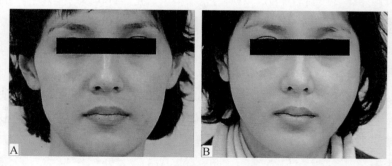

图5-21　苹果肌注射前后对比

第二节　面中部

面部老龄化的发生是内外共同作用的结果，医生进行美容操作的时候应考虑以下几点。第一，随着年龄的增长，细胞外基质蛋白（胶原蛋白和弹性蛋白）含量减少，导致皮肤变薄、易碎，容易起皱。第二，脸部不同部位的脂肪组织为独立组分。皮下组织层老化有两种发生方式：一种是深层脂肪萎缩，太阳穴、眶周、颊区脂肪垫萎缩与老化，导致太阳穴、眼睑和脸颊凹陷；另一种是浅层脂肪下垂，下睑下垂的脂肪垫造成了鼻颧沟，颧部脂肪垫下降，加重了鼻唇沟，唇颊脂肪垫下垂又造成下颌畸形。换句话说，深层脂肪收缩和浅表脂肪下垂加速了衰老。第三，面部表情肌位于浅筋膜，被包含在SMAS里，而SMAS也存在老化。SMAS松弛时，SMAS和表情肌张力随之降低。第四，即之前提到的面部支持韧带松弛、下垂、强度下降甚至消失，支撑点之间的软组织开始膨出、皱褶。第五，面部骨骼存在骨吸收过程。成年早期，骨量逐渐增加到峰值水平。随后，面部骨骼开始吸收，特别是在眶周中上和下部的几个部位及中上颌骨与前下颌下颌骨体部。这些变化导致其表面软组织和面部凹陷加剧。通过了解面部衰老解剖学，不难看出，衰老是从表皮至骨质都有松弛、萎缩的情况，因此，在纠正面部衰老的过程中，若不先对组织进行提升、固定处理而单纯填充组织容量，治疗效果必将不尽如人意，会进一步增加下垂组织的重力，使下垂更加明显，面部臃肿。与白种人相比，亚洲人群的衰老更是以组织下垂为主因。

临床工作中，有过透明质酸注射经验的医生不难发现，对于同时存在面部松弛和容量萎缩的就医者，单纯予以容量填充，术后效果不佳。例如，已经出现外眉下垂的就医者，在进行眉弓填充时，会发现填充后眉毛位于眉骨的下方，需要予以修眉，刮除眉尾部的眉毛来改善术后效果，但若将填充物注射至眉尾，会发现注射物在眉弓下方加大了下垂眉毛的重量，使上睑臃肿、眉下垂更明显。再如，面颊部组织下垂，加重了鼻唇沟，但如果单纯予以鼻唇沟浅层填充透明质酸，消耗透明质酸的量较大，有时一侧填充1 mL以上的透明质酸，效果仍然不理想，并且由于过多的浅层注射，透明质酸随着面部表情运动被挤压到泪沟与鼻唇沟之间，使得鼻唇沟处阴影形成，反而加重鼻唇沟的深度。因此，近年来，越来越多的临床医生主张透明质酸注射联合光电、激光、埋线提升等方法，以达到更理想的面部年轻化的疗效。

中面部是透明质酸注射的重点和常用区域，而且，由于情感表达在中面部表现最为明显，术者在注射前除了对静态面部进行评估外，进行动态面部评估（动态表情下和手法辅助下）也至关重要，借此可对衰老征象做出分型并指导相应的治疗方案。

一、鼻部

（一）鼻部美学标准

鼻以独特的外形和特殊的位置决定了整个面部的协调性及美观。鼻与额部、眉毛、眼睛、颧部、口唇相延续，在面部起着承上启下、联系左右的重要作用，维系着面部曲线的自然美。有学者将鼻分为鼻根、鼻背、鼻尖、鼻翼4个美学单位。东方人鼻长度为面部长度的1/3，一般6~7.5 cm；鼻背宽度为鼻长度的3/5，为6~8 mm；鼻根在瞳孔连线稍偏上位置，而鼻背高度从鼻根至鼻尖之间应逐渐升高，至鼻尖高度为鼻长度的1/2，男性为26 mm，女性23 mm，低于22 mm者为低鼻；鼻尖略微上翘，与鼻背线条自然过渡；鼻额角，即鼻背与眉间的夹角，以130°~140°为宜；鼻尖角即鼻背线与鼻小柱线的夹角，以85°~95°为宜；鼻唇角，即鼻小柱与上唇的夹角，以90°~100°为宜；鼻尖后旋角，即鼻小叶的表面切线与鼻小柱延长线的夹角，以50°~60°为宜；鼻孔最外侧不超过内眦的垂直线，否则就会显得鼻翼宽大。此外，注射时还需考虑求美者的面形、特殊需求及五官形态协调等因素（图5-22、5-23）。

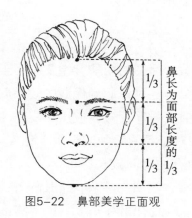

图5-22　鼻部美学正面观

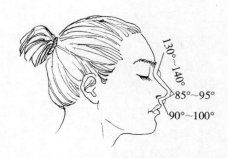

图5-23　鼻部美学侧面角度

（二）注射隆鼻的定义

注射隆鼻整形，即将填充剂注射入鼻部皮下，使皮肤鼻部外观变得膨隆美观。一改以往传统的手术隆鼻方式，注射隆鼻掀起了一股新的隆鼻风。注射隆鼻不需要切开鼻子的皮肤组织，仅仅通过针剂注射的方式就能达到填充的效果。外科手术治疗先天性鞍鼻以硅橡胶假体隆鼻为主要方式，其在临床使用已有80年，优点在于通过一次性手术就可以同时抬高鼻梁和鼻尖，但术后局部肿胀、移位、出血感染比例高，容易使鼻部毛细血管增生、鼻尖变红。硅橡胶进入人体后，在其周围会形成一个薄层纤维包囊，纤维包囊的收缩会使鼻部外表两侧出现手术的痕迹，因而鼻尖的整形最好不要单纯使用硅橡胶。采用注射材料进行鞍鼻塑形距今仅10年，在诸多问题上需要进一步确认。目前公认理想的填充剂应有以下特点：①具有良好的生物相容性；②稳定性好；③能保持固定的体积和柔韧度；④不会因吞噬而被清除；⑤无游走性。分析目前临床使用的填充剂，各有其优缺点。透明质酸与胶原蛋白作为一年期填充剂，是皮肤的基质成分，能增加细胞间液成分含量，进而增加真皮层的容量体积和弹性，但容易吸收，不良反应发生率均为2.1%。

（三）注射隆鼻的材料

注射隆鼻的材料可分为吸收性和非吸收性，吸收性材料主要有透明质酸（瑞蓝）和胶原蛋白，非吸收材料为爱贝芙。从理论上讲，非吸收永久性填充剂可以长期保持效果，应该是首选。但目前胶原蛋白和透明质酸是主流填充材料客观讲，它们各有利弊，需要临床试验明确其优劣。

1. 可吸收材料

（1）透明质酸。

瑞蓝作为美容填充剂产品之一，主要成分是透明质酸，主要应用于静态皱纹填充，本品除了具有去除皱纹的功效外，还可以起到保湿的效果。大量临床研究证实，瑞蓝无毒性、无过敏发炎且无排斥反应，应用于皮肤注射填充后与人体具有较好的兼容性，透明质酸对于不同物种或组织无免疫原性，在注射后不会引起过敏反应；在人体内留存的时间较长，可达6~12个月，并且一旦出现过度矫正或误入血管可及时注入透明质酸酶，将其降解，注射后30 min可发挥作用。传统的假体隆鼻术虽然有相对安全、置入物不易移动、效果明显等优势，但其缺点是手术过程复杂、创伤大、术后恢复时间长等。基于透明质酸的以上特性，近年来其成为了美容外科首选的生物填充材料。应用透明质酸注射隆鼻已成为目前国内最常见的美容手术之一。研究发现，相对于硅胶假体隆鼻，透明质酸注射隆鼻可在不降低手术治疗效果的同时，降低手术并发症的发生率。对于假体隆鼻术后出现的鼻部皮肤不整齐、左右不对称的情况，也可以注射透明质酸给予暂时性修饰。然而，透明质酸注射隆鼻的主要缺陷是随着时间的延长，注射部位的透明质酸被逐渐降解吸收，仅可在注射后一定时间内改善患者的鼻部形态及心理状态，若要维持填充效果需定期重复注射。

（2）胶原蛋白。

医用注射性胶原作为矫正皮肤软组织缺陷的填充材料，在面部整形中得到了广泛的应用。胶原注射剂是从人胎盘中提取的高度纯化的胶原蛋白，较以往从牛皮肤提取的胶原，因无物种差异而抗原性大大降低。

美容胶原是较理想的软组织填充材料，应用范围广泛，操作简单，安全可靠，美容效果立竿见影，治疗费用相对低廉，易为患者接受。通过临床验证显示其改善面部皱纹，特别对额部皱纹及眉间皱纹效果最佳；其次为眼周皱纹、鼻唇沟皱纹；再次为痤疮瘢痕遗留的凹凸不平的治疗。一般认为胶原注射在皮肤浅层效果好。

目前手术治疗鞍鼻是一种安全可靠的方法，但对只要求垫高鼻外形局部（如鼻根、鼻尖、鼻梁、鼻小柱等）者，却易留有外形不整及易出现并发症的危险。

医用美容胶原不同于国外所应用的注射用牛胶原和注射用整形牛胶原。它是一种以人胶原蛋白制成的新型生物材料，组织相容性好，与组织无界限，不引起免疫反应，是细胞外基质中的主要结构蛋白，用于皮肤为主的小型凹陷性皮肤缺损，安全有效，且无副作用，是理想的生物材料。

高效美容胶原保持了基础胶原的安全性和组织相容性，纤维更加粗大，抗酶消化力强，因此在体内存留时间长，用于隆鼻、隆下颌等中等缺陷矫正可获得较好效果。

高效美容胶原注入人体后会有不同程度的吸收，将胶原注射到鼻背筋膜后间隙内，不如直接充填固体硅胶假体效果理想。因此术前应向病人讲明，须反复注射才可提高隆鼻的效果，以取得病人配合。经反复注射的病人，在末次治疗一年或更长时间内都可保持良好效果。

2. 非吸收材料

非吸收材料爱贝芙是一种新的可注射填充剂，由荷兰汉福生物科技公司研发，是由聚甲基异丁烯酸甲酯（PMMA）微球和胶原组成，前者制成表面光滑的圆形微球，直径32～40 µm，以3.5%的胶原溶液为载体，圆形光滑微球悬浮在胶原溶液中。胶原蛋白溶液使塑形效果能短时间内显现，在胶原蛋白溶液被吸收后，微球可长期刺激人体内的自体胶原蛋白再生。当圆形光滑PMMA微球进入整形部位深部真皮中后，迅速被纤细的纤维被膜完全包裹，不会有任何移动和降解，圆形光滑微球的特性使其不被人体的巨噬细胞所消化吸收，可将对组织的刺激性降到最小，同时还能刺激纤维细胞合成和分泌胶原蛋白，持久地维持整形部位皮下胶原蛋白的动态平衡。通常，在1～3个月后，注入的胶原会逐渐降解并被人体自身的胶原所代替，而PMMA不会降解，留在整形部位，起到永久效果，并保证局部组织柔软，没有硬结，没有硬物感。爱贝芙对于修复面颈部皱纹、面部凹陷、改善五官外形具有稳定效果。

爱贝芙由于特殊的组成，作为长期填充材料适用于鼻整体塑形（鼻梁增高、鼻翼充盈、鼻尖抬高等）。它可以顺利通过26～30 G针头，比较轻松地注射进入真皮下的组织中。当PMMA微球直径达到10 µm，促进长入新的结缔组织只有约56%，而微粒平均直径为40 µm时，促进长入新的结缔组织达到约80%。较小的微球不仅可以逃避吞噬细胞的吞噬作用，而且具有较大的微球表面面积，在组织体积内与组织细胞接触发生相互作用面积越大，产生新的胶原蛋白数量和总的新胶原蛋白的沉积量越多。注射进入组织内的惰性微粒，同时也是一个不被代谢分解的支架，刺激自体胶原蛋白产生，永久性更换替代注射材料。这种特殊的产品结构能够实现胶原载体适度的黏附力，促使PMMA微球自体塑形。在特殊的外固定力的辅助下，足够量的PMMA微球不会向两侧移位，而在注射隧道内定型形成理想的轮廓，达到隆鼻轮廓雕刻与塑型。而其他生物材料（如透明质酸、胶原蛋白）进行软组织填充后在6～12个月内完全代谢吸收。

影响爱贝芙效率的因素大致有①注射层次不当，在皮下脂肪层微球刺激胶原蛋白再生长的能力最弱；②注射过多，局部微球聚集，形成结节；③自身生长能力弱。隆鼻尖也适宜少量多次注射。一般在第一次注射3个月后（一个周期生长结束）再进行补充注射。

（四）注射手法

注射隆鼻采用"隧道"注射法，即进针后一边退一边推，拔针时注意不要带到真皮浅层；用力要均匀，保持拇指恒定的压力，要求直接注射在皮肤正确的层次，注射在三个不同的层次，即真皮深层、皮下浅层及骨膜外。瑞蓝注射剂量为（1.75 ± 0.43）mL，爱贝芙注射剂量为（1.14 ± 0.28）mL。注射完成后局部外固定24 h。

采用透明质酸注射隆鼻，注射前进行冰敷并消毒，然后进行注射，进针沿皮下平面直达鼻嵴处，判断针头到达位置与理想角度后注射，注射完成后填充鼻尖与鼻根之间的部位，然后在眼睑皱裂水平处形成新的鼻根，使侧面轮廓鲜明美观。下一步进行鼻尖塑形，将少量的透明质酸注射于鼻尖的皮下真皮层，以便使鼻尖更加俏挺、更美观。最后进行注射后塑形，直至鼻子外观达到满意效果。

注射前准备：充分告知求美者医疗风险并签署知情同意书；按正位、斜位、侧位、仰头位（轴位）拍照备案；标记鼻部填充区域；注射前可不行麻醉，或局部涂抹利多卡因凝胶并覆盖塑料薄膜行表面麻醉30 min。

注射隆鼻方法：注射前根据求美者的面形、特殊要求、面部五官之间的比例关系以及鼻长、鼻宽、鼻尖角、鼻额角、鼻唇角等形态学指标，确定透明质酸注射的部位以及剂量。若行表面麻醉，待擦拭掉利多卡因凝胶后，求美者取坐位或仰卧位，术者面对患者，注射区域以0.5%碘伏消毒3次，标记注射范围后注射透明质酸。

进行鼻根填充时，左手拇指、示指按压注射标记区两侧，右手持注射器（27 G锐针）倾斜45°，针孔面向上，沿中轴线，经皮下直达鼻骨骨膜浅层进针，呈线状边退针边注射，注射完毕后出针，在睑裂水平处形成新的鼻根。对于鼻根和鼻背均需填充的求美者，手法相同，采用27 G或30 G锐针多点进针填充；鼻尖处填充时，采用27 G锐针注射大翼软骨间，这样可使鼻尖微翘，轮廓更加美观，也使圆钝的鼻头显得小巧。注射填充剂量为0.8～2.0 mL，平均1.6 mL。在透明质酸硬化前术者用手捏鼻部塑形，直到达到满意的外观为止。

注射后处理：注射后即刻拍照备案，求美者取坐位，冰敷注射区域15 min，以减轻疼痛、水肿、淤青等不适反应，取坐位可以避免冰敷物压迫填充处影响塑形效果。每次冰敷时间不宜过长，以免出现局部组织缺血、坏死。避免挤压、碰撞、按摩鼻部。忌烟酒及辛辣刺激性食物。无须口服抗生素。

透明质酸注射隆鼻的注意事项：①在术中为求美者准备镜子，告诉求美者每个注射部位大概可以达到什么效果。每注射完一个部位要让求美者自己观察，满意后才能进行下一个部位地注射，否则应该在术中及时纠正，这也是保证术后求美者满意度高比较关键的环节。②注射层次。外鼻的解剖结构从外到内依次为皮肤、皮下组织、鼻骨和鼻软骨、鼻内黏膜。其中皮下组织可分为皮下浅脂肪层、纤维肌肉层和深部脂肪层。而透明质酸的注射层次则位于深部脂肪层。

（五）术后并发症

术后1周内鼻部与上面部创并发症，严重程度不一，包括感染、血肿偏移、外露、肉芽肿、血管增生等。

二、上眼凹陷

（一）定义

上睑凹陷是指上睑板上方与眶上缘之间的上睑出现程度不同的向内凹入的状态。与西方人不同，中国人上睑凹陷常有多重睑、上睑沟加深，严重者伴有上睑下垂表现，因而会显得疲劳、憔悴、衰老。既往矫正上睑凹陷的方法众多，主要问题是创伤较大、术后疗效不稳定。自体脂肪颗粒注射移植是一种创伤小、恢复快的治疗方法，但由于眼睑结构复杂，填充层次决定了脂肪颗粒的成活率和疗效的有效性。

（二）病因

上睑凹陷形成的原因主要有4种，即先天性上睑凹陷、老化性上睑凹陷、睑成形术后上睑凹陷、创伤后上睑凹陷。前两种属于生理性上睑凹陷，后两种属于病理性上睑凹陷。前三种病因导致的上睑凹陷，其上睑解剖结构基本正常，没有明显的瘢痕粘连，因而可使用脂肪颗粒注射移植的微创手段矫正。第四种原因造成的上睑凹陷需要通过复杂的眶骨复位或眼窝再造等方法予以矫正。

（三）分度

有学者将眶上缘与上睑最凹陷处的水平距离作为衡量凹陷程度的标准，将上睑凹陷分为4级：Ⅰ级凹陷小于0.5 cm，Ⅱ级凹陷0.5～1.0 cm，Ⅲ级凹陷大于1.0 cm，Ⅳ级的凹陷程度与Ⅲ级相同，但伴有上睑下垂。我们认为，对于眼球突出眉弓者，可以用上述原则分级，而对眉弓较高者，上睑凹陷的程度应以上睑最凹陷处与眼球最前端垂线间的距离为标准。

（四）上睑凹陷的矫正方法

矫正上睑凹陷的方法有以下几种：①脂肪颗粒注射矫正上睑凹陷，此方法又分为经皮肤注射和通过重睑切口注射；②注射透明质酸矫正上睑凹陷；③脂肪块游离移植矫正上睑凹陷；④眉下脂肪垫转移矫正上睑凹陷；⑤上睑眶隔脂肪瓣转移矫正上睑凹陷。这些方法分别有相应的适应症。其中后三种均非微创手术，第二种是人工材料，且尚未被正式批准使用。自体脂肪取材和注射方法均为微创，眼睑处脂肪注射移植的成活率高。因此，对瘢痕粘连的、无明显皮肤松弛的上睑凹陷患者可将脂肪颗粒注射移植作为首选方法。在符合上述适应证条件下，对因上睑凹陷伴随的重睑线过宽、假性上睑下垂者，用脂肪颗粒注射矫正上睑凹陷的方法有显著疗效，因而也是适应证之一。对于单睑的上睑凹陷拟行重睑成形术者，建议先行注射脂肪颗粒矫正上睑凹陷，3个月后再行重睑成形术。此时再行重睑成形术不会因上睑凹陷出现继发重睑线过宽现象。

（五）脂肪颗粒注射矫正法

1.原理

上睑的脂肪主要分布于上睑皮肤下层、ROOF层和眶隔内。与西方人不同，中国人上睑的各层脂肪均较多，特别是ROOF层。如各层脂肪组织过于肥厚，就会造成上睑臃肿，俗称"肉眼泡"；而各层脂肪组织过于薄弱，会导致上睑凹陷。理论上将脂肪颗粒注射在上睑任何一层脂肪内，都可矫正上睑凹陷。然而，如果将脂肪颗粒注射在皮下层，上睑皮肤很容易出现凹凸不平、可触及的结节和新生皱纹，且很难修复。上睑凹陷者往往上睑各层组织都很薄，且隔眶脂肪量很少，即使从重睑切口打开眶隔也很难找到眶隔脂肪，眶隔间隙狭小，注射时针头很难在盲视下将脂肪颗粒注入眶隔内，更不易注射到眶隔脂肪内。再者，眶隔深面的上睑提肌在注射时很容易被损伤或出现血肿。此外，在眶隔内成活的移植脂肪与眶隔脂肪不同，其没有可移动性，且会导致脂肪与眶隔和上睑提肌之间产生纤维粘连，进而造成机械性上睑下垂。所以，上睑皮下和眶隔内都不是理想的注射部位。而注射脂肪颗粒于ROOF层既不影响上睑提肌的功能，也不会造成上睑凹凸不平，甚至在ROOF层植入脂肪颗粒也可收到很好的矫正效果。因此ROOF层脂肪颗粒注射是矫正上睑凹陷理想的方法（图5-24）。

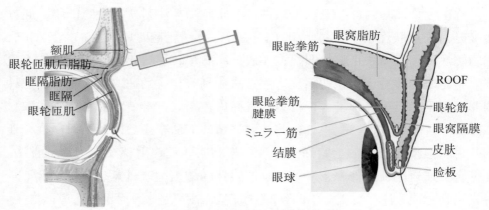

图5-24　ROOF层脂肪注射层次

2. 注射技术

注射技术选择下腹部用注射器吸脂和自然静置脂肪分离法，是目前脂肪注射移植成活率较高的操作方法。平卧位时眼球和眶内容物后移使上睑凹陷症状减轻。故治疗时患者应于清醒状态，半坐位以准确显示凹陷位置。用1 mL注射器和21 G针头注射脂肪颗粒可更均匀、损伤更轻微、血肿发生率少。注射操作需从眶缘外侧部位皮肤进针，紧贴眶上壁骨膜前深入眶缘后0.5 cm向眶缘内侧进针，此时如患者做睁眼闭眼动作表现正常，此位置应恰好位于眶隔外眼轮匝肌间的ROOF层，并可确认针头未刺入上睑提肌，然后均匀缓慢退针注射脂肪颗粒。注射后需用手指向眶上壁方向按压注射的脂肪颗粒，使之更均匀。上睑凹陷最理想的矫正程度是将凹陷矫正到比轻度凹陷略显饱满的程度。轻度、中度和重度凹陷可分别注射1.0 mL，2.0 mL和3.0 mL脂肪颗粒。上睑脂肪移植颗粒的成活率很高，注射时以矫枉过正30%

的脂肪注射量为宜。当一次矫正不足时，可在注射后3～6个月移植脂肪颗粒成活稳定后予以第2次注射脂肪颗粒矫正。矫正标准同前。

3.操作步骤

（1）注射前设计：在直立位或坐位，观察上睑形态，画出上睑凹陷的范围，以凹陷范围和深度与理想形态之差预测所需移植脂肪量。

（2）吸取脂肪：首选下腹部作为脂肪供区，吸脂切口设计在脐下方，如腹部有吸脂史则选择在大腿、外侧取脂肪，吸脂口设计在臀沟外侧。向吸脂区域注射肿胀麻醉液150～300 mL，10 min后用20 mL注射器接直径2 mm的吸脂管，在腹部皮下浅层吸取脂肪，注射器保持10 mL的负压状态。吸取脂肪10～15 mL后静置10 min，排出多余的水。如果脂肪中含血量较多呈红色，需要用0.9%氯化钠注射液漂洗两遍，以去除过多的血细胞。将脂肪转移至小杯中，用剪刀将粗大的脂肪颗粒和纤维剪断，做微粒化处理。用1 mL注射器和21 G针头进行注射。

（3）注射脂肪颗粒：患者坐位，无须局部麻醉。自凹陷区的眶外侧向中间及内侧进针，针头以约30°角进入皮肤，于眶上缘下方，紧贴眶上壁骨膜浅层，向深方刺入0.5～1.0 cm，穿过眼轮匝肌，进入眼轮匝肌后脂肪（ROOF）层。嘱患者睁眼，针头不随睁眼动作上下摆动说明针头没有刺入深层眶隔膜和上睑提肌肉，可行扇形注射，边退针边注射。用侧光照射注射区可观察到细微的不平整，边注射边用手指向眶上缘方向按压注射脂肪颗粒使其平整，消除明显的结节和凸起。在上睑凹陷消失后可矫枉过正30%的脂肪量，平均注射脂肪量1.5～3.0 mL。

重度上睑凹陷常伴有上睑下垂和多重睑表现，尤其是伴有眼球突出者，但患者用力睁眼时可有正常表现，此假性上睑下垂状况须与病理性上睑下垂相鉴别。鉴别方法：当手提起凹陷的上睑皮肤时，令患者睁眼，上睑下垂症状自然消失，这种检查方法证明了上睑提肌功能是正常的，而病理性上睑下垂则无此自行矫正现象。故此方法可作为ROOF层脂肪注射移植矫正上睑凹陷及伴随假性上睑下垂的适应证诊断标准。注射脂肪颗粒至ROOF层即可使上睑组织增厚，因而减少与上睑提肌的联动作用，即睁眼时上睑提肌向后滑动，上睑皮肤和肌肉保持原有位置，假性上睑下垂和多重睑现象均可得到矫正。

三、泪沟

（一）定义

（1）泪沟是指由内眼角开始出现在下眼睑靠鼻侧的一条凹沟，是由于眼眶隔膜下缘的软组织萎缩、下垂而生成的。有的人甚至可以延伸到脸颊。由于泪沟的凹陷与周围皮肤的对比映衬，下睑组织看起来有些臃肿、突出，因此很容易被认为是睑袋，但其实那只是泪沟变深给人的错觉。泪沟一般是先天性的，眼部皮肤较薄的人常会比一般人更明显。但泪沟通常在年轻时不会很明显，这是因为年轻人皮下脂肪较为丰富，皮肤也较为紧绷，因此只会有隐约的轮廓。不过，随着年龄的增长，皮下脂肪日渐萎缩，皮肤会变薄并因弹性降低而下垂，下眼皮内侧的泪沟就会变得很明显，睑袋就这样显现出来了。

泪沟畸形一直是最重要的美学关注点之一。泪沟由 Flowers 指出为从内眼角向下延伸的自然凹陷，大致终止于中瞳线，泪沟畸形开始延伸到中瞳线外侧的时候，形成一个交界区或是一个间隙。Haddock 说，"泪沟畸形"应该适用于从内眼角斜向中瞳线延伸的眶内凹陷（图5-25）。在此之外，凹陷被称为"睑颧沟"，"鼻颊沟"或"盖颊交界处"会比较适合。盖颊交界处在美学治疗上也是很重要的，眼轮匝肌上的支持韧带创造了一个与盖颊交界处相关的 V 形畸形，这区域较饱满平滑的外形的病患看起来相对较年轻且较少疲累感。

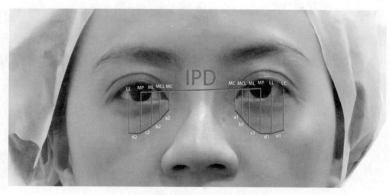

图5-25　泪沟凹陷

泪沟的严重度分级最常提到的是 Bartons grade（表 5-2）和 Tear TroughRating Scale（TTRS）。

表 5-2 Bartons grade 分级描述

等级	特征
第 0 级	没有内侧或外侧线条划分弧形边缘或眶缘，平滑、年轻的轮廓在眼周脸颊交界处没有过渡区
第 1 级	内侧轻微或是些微的存在线条或阴影；盖颊连接处横向过渡区是平滑的
第 2 级	盖颊交界处有中度可见的突出，从内侧延伸到外侧
第 3 级	眼周与脸颊交界处严重分界，眼周和脸颊之间的明显的落差

（二）治疗方法——脂肪填充

泪沟的治疗临床上一般可分为注射疗法和手术疗法。注射疗法一般选择透明质酸、胶原蛋白和自体脂肪为主；手术疗法多选择下睑眶隔脂肪释放术。

决定脂肪移植好坏的是移植后成活率的大小，与在移植脂肪中有活力的脂肪细胞数量相关，其中多种因素影响脂肪颗粒移植：供区的选择取材方法、移植脂肪的处理、加入的药物以及注射的器械、注射的方法、注射层次等。我们在选择自体脂肪颗粒移植治疗过程中，抽取脂肪供区多选择在大腿或者臀部。臀部和大腿外侧的脂肪细胞是最大的，而且具有很强的生成脂肪的能力。

（1）麻醉方式：局麻。

（2）术前准备：供区一般选择下腹部或者大腿。受区注射部位术前设计，用记号笔标记并固定。常规碘伏消毒术区，铺无菌单，在供区注入适当肿胀液（500 mL 生理盐水 +0.5 mL 肾上腺素 +5 mg 地塞米松注射液）后，静候 5 min，采用 20 mL 注射器回抽负压法，抽取适量脂肪，如果是单纯泪沟注射建议脂肪吸取量在 10 mL 以内即可。静置沉淀后将多余水分排出注射器，剩余脂肪再次以 3000 r/min 速度，离心 3 min。一般剩余脂肪大约是一半。将脂肪分装入 1 mL 注射器中备用。

（3）移植步骤：我们一般选择骨膜浅层和皮下层立体注射，骨膜浅层选择面颊中部进针，用左手首先确定眶骨缘位置，垂直进入，贴骨膜浅面前进有落空感，说明触及眶隔。后退沿眶缘缓慢注射，注射量以直视下凹陷改变为度，边退边注射；皮下注射在面颊中部沿泪沟顺行方向，将注射针潜行、跳动式进针到进入内眦部，泪沟起点，平卧位嘱患者眼睛上视，边退边注射，扇形铺平，轻微按压 2 min，轻柔抚平，平视下检查是否平坦，选择性补充。一般每侧单纯泪沟在 2～3 mL。术后针孔金霉素眼膏外涂，不加压包扎。可冰敷 20 min。

（4）治疗标准：泪沟是否平坦饱满，受区是否有瘀青，是否有凹凸不平，是否脂肪吸收凹陷再次出现，是否有结节。

（5）注意事项：①吸脂多选择注射器法。有实验证明，20 mL 注射器负压吸脂法可最大限度地保证脂肪颗粒细胞的成活。吸脂针一般选择直径 2.5 mm 以上的大口径吸脂针。研究发现，10 mL 注射器低压法吸脂所得脂肪细胞较多。②肿胀麻醉主要以满足需要量为基础，没必要大量麻醉，以免后期给患者带来不便，肿胀液中不建议加用碳酸氢钠，虽然有的学者认为碳酸氢钠有止痛、延长麻醉时间等功效，但碳酸氢钠呈弱碱性，弱碱性有助于脂肪细胞分化，同时在抽取过程中，细胞破坏的可能性大大增加。选择 20 mL 注射器，同时增加吸脂针直径，仍能够达到低压目的。③脂肪提纯注射一般遵循"三不"原则，即不过度洗涤脂肪、不预制隧道、不往复注射。过度洗涤脂肪在空气中暴露时间较长，不利于脂肪的成活，即使密闭洗涤脂肪。因为洗涤脂肪的目的最终是去除脂肪外杂质，多次洗涤脂肪也会造成不同程度的损伤。预制隧道，笔者认为预制隧道，往复注射均增加组织创伤，增加局部肿胀，病理上炎性细胞、巨噬细胞等增加，不利于脂肪细胞的生长微环境。而且预制隧道和往复注射，增加了瘀血、血清肿的可能性。④注射层次选择：将脂肪分别在眶隔下和皮下注射，特别是皮下注射，其优点是使颗粒脂肪移植更有效，防止了脂肪堆积，避免皮面不规则，因单位容积颗粒脂肪接触面大，血供佳，所以存活率高。脂肪皮下注射效果是透明质酸等其他材料的注射填充所很难达到的。

泪沟脂肪移植有很多优点，如恢复时间短、副作用小、维持时间长、价格低廉等。笔者在做泪沟填充时，还要进行详细的评估，如苹果肌是否饱满、眼袋是否突出、黑眼圈是否严重等。如果发现，建议同时治疗。有研究表明，自体脂肪结合 PRP 技术有减轻黑眼圈的可能，亟待脂肪干细胞的深一步研究，以便于更好地为求美者服务。

（三）治疗方法——透明质酸序列式注射

以往注射泪沟的方式大多是直接注射泪沟或是从内侧开始注射，序列式注射源自韩国 Kang 医师序列式自体脂肪注射的概念，即从外围组织开始注射填充，用外侧组织的张力先拉紧内侧组织，让内侧组织需要的注射剂量降低。以下解释眼周的序列式注射。

（1）术前准备：在开始注射之前，透明质酸注射的同意书必须由医师清楚解释并由患者亲自签字。应该在适当的环境下，从不同的角度进行拍摄照片记录。

（2）操作步骤：将 1 mL 的透明质酸装在胰岛素注射针中，并从眶下凹陷的最外部开始注射。透明质酸分小团注射在骨头的骨膜上。每小团 0.1～0.15 mL。左侧注射入眶下凹陷外侧部后，而不是直接注入中间泪沟区域，就可以观察到泪沟畸形的改善。为了凸显外侧组织注射的效果，使用序列式注射法注射的泪沟都先不注射内侧，内侧定义为瞳孔中线以内的位置。

（3）优势：序列式注射法在影像评估结果中在 Bartons 分级第 2、3 级的案例改善效果比其他注射方式好，应该是由于第 2 级开始已经有外侧眼眶的凹陷，其他方式改善内侧泪沟后，并没有着重于同时要改善外侧，在早期的注射策略中，因不知道外侧注射时可以使用支持韧带的张力来改善泪沟，少了另一个方向的张力效果自然也就比较差一些。各种方式与序列式注射技巧治疗相比较，最大的不同就在于序列式注射法是由最外侧注射到中间，大幅度改善盖颊交界，也由于外侧支撑强，强化外侧支撑，就算是内侧泪沟还没有打的部分也会被改善，而内侧泪沟最后只需要被注射很少的量或是不注射，可维持自然的 Ogee line 且不会产生丁达尔效应，也可避免注射内侧常发生的大瘀血，进行治疗较紧的泪沟韧带的案例，也不会产生填充物位移的状况。

此外，与眶内侧睑板韧带相比，睑缘沟的外侧眶周韧带更长、更多孔、更有弹性。这可能是为什么泪沟比眼睑颧骨沟更难改善。所以首先处理眼睑睑颊交界处是合理的，尤其是治疗眼眶外侧区域仍然可以改善眼眶内侧的区域。有些病患在眯眼的时候泪沟变得更深并拉出一条很深的皱纹，代表这是有较紧的泪沟韧带，可以注射少量肉毒（大约 1 单位）来协助改善。

四、印第安纹

印第安纹，又叫破颧纹，是位于中面部颧骨下方，一条呈斜线形的凹陷沟壑，因为看上去有点像印第安人的面部彩绘而得名。年轻的时候，面部皮肤紧致饱满，印第安纹只在笑的时候显现出来。纹路较浅，形状恰到好处的印第安纹，会让人看起来可爱减龄，通常也称作"印第安酒窝"。如果印第安纹太深、太乱，就会让人显得苍老，并且随着年龄的增长、皮肤的衰老，印第安纹会逐渐由动态变为静态，也就是说，不笑的时候也会存在（图5-26）。

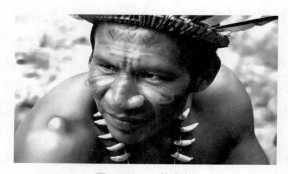

图5-26　印第安纹

因为这条纹路和泪沟一样，都是从眼下部位延伸出去的，因此很多人容易把它和泪沟搞混。其实是有区别的（图5-27），蓝色区域的泪沟，延伸更深、更远、更长的粉色虚线部位就是印第安纹。

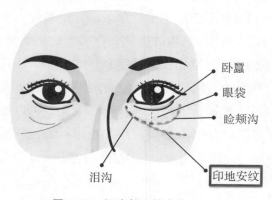

卧蚕

眼袋

睑颊沟

泪沟

印地安纹

图5-27　泪沟与印第安纹

（一）印第安纹的成因

说到印第安纹的成因，就得提及面部解剖知识了。首先我们知道面部分五个结构，其中筋膜层是连接皮下脂肪和肌肉层的重要组织结构。除了筋膜层，韧带也是固定和支撑面部脂肪和肌肉的重要部分。韧带非常坚韧，就像树干一样，可以起到固定支撑，限制组织、器官的活动范围。而跟印第安纹有关的韧带，就是皮肤和颧骨之间的颧皮韧带/颧骨韧带，是面部的支持韧带之一。面部韧带就像树干，起到连接皮肤与骨膜，将面部软组织固定于骨架的作用（图5-28）。

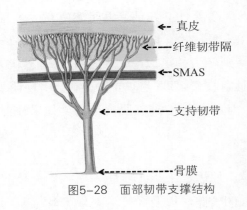

真皮

纤维韧带隔

SMAS

支持韧带

骨膜

图5-28 面部韧带支撑结构

因为肌肉和骨膜之间存在一定的间隙，所以我们做表情的时候才能收放自如，喜怒哀乐不受肌肉的粘连。一个形象的比喻是这就像捆肉一样，韧带是这捆肉的绳，软组织就是这坨肉。绳子（韧带）太紧，或是肉（软组织）太挤就会形成一个凹槽，表现在皮肤上就是一道道的沟。所以印第安纹的形成原因不外乎两种：一个是颧骨韧带太紧，一个是颧骨周围软组织膨出导致。

面部支持韧带可简单分为真性和假性，假性支持韧带在深、浅筋膜之间或者是皮肤和筋膜之间，有一些相对致密的结构，例如颈阔肌耳韧带、咬肌皮肤韧带等。本文所提及的是面部真性的支持韧带，连接皮肤与骨膜，眶韧带自眶外上颞嵴骨膜垂直到达皮肤真皮层，该点注射可以改善眉尾下垂，上睑松垂及皮肤松弛。颧韧带对维系中面部软组织张力至关重要，一般认为其起始端位于颧弓偏下或下缘，与眼轮匝肌韧带构成颧间隙上下界，外侧较内侧更厚、更致密，该点注射可以改善"苹果肌"扁平、中面部松弛，颧袋、颧下凹陷，口角下垂。颊上颌韧带起自梨状窝旁，鼻翼外缘水平的上颌骨骨膜，终于鼻唇沟最上方的凹陷处皮肤真皮层，质地致密，与颧韧带相似，该点注射可以改善鼻唇沟纹。下颌韧带可分为内中外侧分支，起到固定悬吊下颌体部的面颈部皮肤，维持颈颌部的曲线，其存在与下颌槽及下颌褶皱形成存在密切联系，该点注射可以改善下颌缘松弛、赘颊、下颌皱褶、木偶纹。

（二）印第安纹分型

1. 先天遗传型

先天遗传型是天生的颧骨韧带过紧勒出来的纹路，导致一做表情就特别明显。先天遗传型的印第安纹路，又可分为静态和动态。①静态状态下的印第安纹，可采用填充。但是颧骨下方是苹果肌部位，属于非常重要的表情肌肉。一般的填充材料（透明质酸、自体脂肪）容易因为表情的幅度，产生一定程度的游离，所以特别轻微的可以考虑填充。②动态状态下的印第安纹，可以打肉毒素，减小肌肉收缩幅度，这样也就不会出现明显的挤压勒痕了。但是要控制注射的量，应少量注射抑制肌肉运动，如果注射过多，会导致面中部表情肌丧失功能。

2. 后天型

后天型的印第安纹，原因如下。①脂肪膨出：后天长胖，导致面部脂肪过多，被强行挤压出来的纹路。以及大笑的时候，苹果肌部位的脂肪挤到一块儿，颧骨韧带没那么大的伸缩度，第安纹路就出来了。脂肪过厚，导致苹果肌部位过于饱满的，可以采用面部吸脂来改善。韧带牵拉的软组织体积减小，也就不会出现那么明显的勒痕了。②面部脂肪厚重含并软组织松弛，面部脂肪过重，就像熟透的大个头的苹果，经不住地心引力的诱惑，早早地掉落。面部软组织也同理，伴着年龄的衰老，胶原蛋白流失之后，软组织越厚重，越容易下垂。再加上颧骨韧带过紧，印第安纹沟壑上下的组织都往下走，中间的勒痕反而更突显。所以面部脂肪肥厚，加上软组织松弛，处理起来自然更麻烦。针对松弛，首先要做的肯定是先提升，再除皱。

（三）印第安纹的去除

去除印第安纹必须采用综合治疗的办法，可以利用透明质酸或者脂肪进行填充改善，但如果仅仅是在颧部做局部的填充，而不进行综合治疗，反而会让印第安纹更加严重，让脸上有勒痕感。所以对印第安纹的整治，得从泪沟、脸颊沟、印第安纹甚至到太阳穴周围塌陷处进行填充才能真正改善印第安纹。

面部韧带根部注射透明质酸即将面部软组织予以提升、固定，注射后会呈现外眉提升，泪沟与眼睛的夹角变小、泪沟变浅，鼻唇沟变浅、变淡，下颌缘轮廓改善等效果。之后可根据就医者情况进行泪沟、鼻唇沟、木偶纹的填充，填充透明质酸的量会更少，效果会更好。且因面部韧带根部注射为深及骨面的单点注射，注射过程中针尖位置保持不动，保证回抽有效，大大减少了填充物注入血管的风险。因此，该方法简便、易于掌握，安全性高，减少透明质酸用量，可纠正单纯予以面部容量填充后臃肿、下垂加重的问题。

（1）术前准备：术前了解就医者有无高血压、糖尿病、心脑血管病史；术前是否进食；术前2周停用扩血管和抗凝血药物，避开月经期，如就医者有需求，治疗前至少40 min于注射部位涂抹利多卡因软膏，或予以注射部位冰敷。每人预计注射透明质酸（瑞蓝2号）2～3 mL。

（2）注射位点：①眶周韧带位置，位于瞳孔外缘垂线、眉毛上方、额颧缝上可触及骨面一凹陷处，约为眉峰上方0.5 cm处，左手大鱼际按压颞部向外上方提拉固定皮肤后右手指再触及凹陷处，位于原触及位点下方，约为眉峰处，标记该点为注射1点；②颧韧带位置，位于颧部侧面，颧弓骨上方，按压可触及骨面两处凹陷，间距1.5～2.0 cm，左手大鱼际向上提拉固定颧部皮肤，再触及该两点，标记为注射2、3点。③颊上颌韧带位置，位于鼻翼角旁，上颌骨梨状窝处，按压为鼻翼角旁最凹陷处，标记该点为注射4点；④下颌韧带位置，下颌骨体前中部1/3处，按压可触及下颌骨体处一凹陷，标记该点为注射5点。

（3）手术步骤：摇高治疗床靠背，就医者背靠治疗床取坐位，画线笔标记注射位点，分别为双侧眼眶韧带根部各一点、双侧颧骨韧带根部各两点、双侧面颊上颌骨韧带根部各一点及双侧下颌骨韧带根部各一点。常规碘伏或酒精消毒术区，术者戴无菌手套，左手大鱼际按住就医者颞部皮肤向外上方提拉并固定，右手于标记位点锐针垂直进针至骨面凹陷处，即韧带基底部，回抽后缓慢推注透明质酸（瑞蓝2号），单侧面部注射剂量约为注射位点1，眼眶韧带根部0.1～0.2 mL；注射位点2、3，颧骨韧带根部2点，每点各0.2 mL；注射位点4，面颊上颌骨韧带根部0.3 mL；注射位点5，下颌骨韧带根部0.1～0.2 mL。均为单点注射，注射过程中针尖位置不变，注射后缓慢松开固定手（左手），注射位点无须按摩，注射单侧后嘱就医者照镜观察效果。5点注射后，共计使用透明质酸（瑞蓝2号）约2 mL。再根据就医者情况，可予以泪沟、鼻唇沟、木偶纹等处的浅层组织少量补充填充。

（四）注意事项

采用面部韧带根部注射填充透明质酸法改善面部老化需要注意以下几点：

（1）该法主要作用为维持年轻状态，纠正轻中度面部松弛就医者，对于重度面部松弛就医者，还是建议其行手术改善；

（2）要选择软组织容量相对较少的，软组织本身比较厚重的就医者提升效果不佳；

（3）每个注射位点的剂量并不是固定的，可以根据就医者松弛的程度选择具体注射剂量，松弛越严重剂量越大；

（4）注射时要注意一只手大鱼际按住颞部皮肤组织并向后上方提拉固定，另一只手在提拉状态下注射，就像将一块补丁在墙上，需要先把布固定到要钉的位置上；

（5）面部组织较薄的就医者，即使是深层注射，注射后局部也可能会出现小凸起的情况，切记不要按摩，按摩会破坏其在韧带根部的支撑作用，注射后2～3 d凸起会自行缓解，嘱就医者术后2周不要按摩，不要向下搓揉面部；

（6）第一次填充后效果维持在3～6个月，建议每半年用该法治疗一次，多次注射后，效果维持时间会有所延长；

（7）选择使用分子颗粒更大，硬度、黏度更高的产品注射效果更佳、维持时间更长。

五、苹果肌

苹果肌并不是肌肉，主要是颧骨前的脂肪组织，"苹果肌"的位置是在眼睛下方二公分处呈倒三角状的组织，微笑或做表情时会因为脸部肌肉的挤压而稍稍隆起，看起来就像圆润有光泽的苹果，得名"苹果肌"。苹果肌随年龄增加后会萎缩，显得衰老。通过整形填充使苹果肌恢复饱满，可以使人显得年轻。苹果肌是中段脸重要的构造，中段脸包含了颧骨的支撑、鼻子两边的皮下脂肪组织。

苹果肌消失的主要原因就是老化，说到老化大家第一时间会联想——皱纹。老化不只是出现皱纹，它还伴随着许多症状，包含凹陷、下垂、组织脂肪位移、骨架流失等等。随着年龄增长，皮肤松弛，加上骨骼、脸部脂肪会流失，原本丰盈饱满的苹果肌，变得逐渐下垂凹陷，看起来更显得老态。

六、鼻基底

面中部凹陷的主要表现为面中部扁平，鼻翼旁下部陷入并且伴随上牙槽前凸，会单独体现或伴随低鼻畸形，鼻部较低，包括鼻背、鼻尖、鼻基底，即使不具有器官性障碍，但是对美观影响较大，亚洲人面中部凹陷发生率比较高，常伴有两侧颧骨突出及眶颧区软组织发育不丰满，其面形基础多伴有梨状孔周围凹陷，包括鼻旁区和上颌骨鼻脊区域。目前矫正方法有颌面外科截骨术、移植物填充术、鼻翼基底释放术等。其方法虽能有效矫正骨骼畸形，弥补骨骼体积不足，实现软组织向前、向上提拉效果，但存在手术操作复杂、恢复期长；移植物填充有异物感，易出现移位或压迫而导致张力过大；软组织有重新附着骨面的概率，使改善效果不明显等。

1. 纠正低鼻的畸形方式

大部分亚洲人的鼻子比较低矮、偏短，同时伴有鼻周梨状孔周围凹陷，使面中部缺乏突出度而影响美观。如何在鼻整形的同时让鼻周梨状孔周围也变得丰满，以获得鼻与其所在的面中部具有更和谐的关系，是鼻整形医师同时需要考虑的问题。根据梨状孔周围发育畸形的不同程度，目前矫正的方法如下：

（1）颌面外科的截骨术，如 LeFortI 型或者 II 型。这种方法可直接矫正骨骼畸形，但是手术操作较复杂，费用较高，恢复期较长，患者难以接受。

（2）采用块状移植物填充，块状移植物要具备一定的厚度，比如硅胶假体、膨化聚四氟乙烯假体、自体肋软骨。这种方法能有效弥补梨状孔周围骨骼体积不足的问题，但存在以下缺点：①无法确切缝合固定；②受到局部肌肉运动的牵拉可出现移位；③部分患者自觉有异物感；④长期存在会造成压迫性骨吸收；⑤局部压迫导致张力过大，可引起牙痛。

（3）鼻翼基底释放术。广泛松解梨状孔周围、鼻翼基底的软组织和韧带，可实现软组织向前、向上提拉，是一种相对简单的方法。其缺点是软组织有重新附着骨面的概率，致使改善效果不明显，而且提拉的效果在一定程度上依赖鼻尖高度增加的程度，不能作为独立的手术项目。

（4）自体软骨颗粒填充鼻翼基底，不仅可以避免调整骨骼范围手术操作，又能增加一部分体积，弥补梨状孔周围骨骼发育不足，还可以充分利用大块软骨及软骨碎屑，实现梨状孔旁鼻翼基底的抬高效果阎。

2. 自体肋软骨纠正低鼻畸形

（1）采用自体软骨颗粒填充的优点：①材料来源自身，排异反应概率较低。②软骨颗粒具有一定体积和厚度，可弥补梨状孔周围软组织、骨骼发育不足。③材料来源充分，不局限于块状自体肋软骨的限制，如术中修剪下来的细碎软骨等都可以制备成软骨颗粒。④采用软骨颗粒填充能分散压力，使受压面积均匀。⑤软骨颗粒具有可塑性，术中可以根据左右侧鼻翼基底凹陷程度进行调整。⑥缩短手术时间。软骨颗粒的制作可先由有经验的护士完成，医师只需完成鼻旁腔隙剥离、植入和缝合，缩短了鼻手术的整体操作时间。⑦软骨颗粒的体积较小，弯曲的可能性非常小。即使有弯曲，也局限在单个比较小的软骨颗粒，不会影响整体效果。⑧与假体材料比较，软骨颗粒来源于自体材料，生物相容性较好，不易发生感染。⑨不会出现异物感。因软骨颗粒较小，且材料来源于自身，不会形成较明显的局部高张力和压力。吸收率较低。

（2）缺点：对鼻翼基底、梨状孔周围软组织、骨骼发育严重不足的情况，采用软骨颗粒填充则难以纠正其抬高程度。

鼻周基底即梨状孔周围，可以划分为鼻翼基底和鼻小柱基底。如果期望鼻周被抬高和变得丰满，需要联合纠正鼻翼基底和鼻小柱基底。在鼻整形手术中，对鼻小柱基底的调整，可以通过在鼻小柱尾侧缘置入鼻小柱支撑移植物，将充分松解的整个下外侧软骨向上提拉缝合固定至鼻小柱支撑移植物的顶端，形成新的鼻尖复合体。在向上提拉下外侧软骨的过程中，软骨内侧脚足板段携带提起鼻坎周围软组织、鼻小柱基底和上唇软组织，使鼻唇角由锐角变成钝角，从而改善鼻小柱基底凹陷。同时下外侧软骨外侧脚被提拉至鼻尖方向时也带动了鼻翼基底软组织，使其不再堆积于梨状孔两侧，间接抬高了鼻翼基底，解决了部分鼻翼基底凹陷的问题。但这种间接提拉在一定程度上依赖于下外侧软骨被提拉的程度。因为软组织有延展性，向上提拉的作用不足以影响到鼻翼基底，而需要置入一定体积的材料来抬高鼻翼基底。

在植入软骨颗粒于鼻翼基底之前，需要提前预制一定的腔隙。在制备腔隙之前，将鼻翼基底与梨状孔、上颌骨附着的韧带进行部分离断，为鼻尖抬高输送部分软组织量，尤其在鼻尖需要增加高度时，又为软骨颗粒植入提供了需要的空间。一般软骨颗粒的填充量为 1 mL，过多不利于固定，过少则效果不明显。

在鼻整形手术中通过对外侧脚提拉并携带鼻翼基底梨状孔旁软组织，对鼻翼基底的抬高起到了一定作用。同时将自体软骨颗粒填充预制的鼻翼基底腔隙内，实现了双重抬高的效果，可明显改善鼻翼基底部凹陷。

（3）治疗方法

①麻醉采用静脉复合麻醉联合局部浸润麻方法。局部麻醉药配制：1% 利多卡因 20 mL+1：10 万肾上腺素。

②操作步骤

a. 设计鼻小柱倒 V 形切口及双侧鼻翼软骨尾侧缘切口。在鼻软骨膜上层剥离，显露下外侧软骨及上外侧软骨，再剥离鼻骨骨膜下腔隙，于鼻翼软骨内侧脚之间注射局部麻醉药 1 mL，用 15 号刀片从下外侧软骨内侧脚之间切开，逐渐显露鼻中隔尾侧缘及前角。如果为短鼻，要充分松解外侧脚和附件软骨的纤维连接及上下外侧软骨的卷轴区，以增加鼻黏膜和下外侧软骨的延展度。然后用 15 号刀片在低于鼻中隔背侧缘 3.00 mm 处于鼻中隔两侧表面做划痕，应用 D 形刀剥离进入鼻中隔软骨的黏软骨膜下，紧贴鼻中隔软骨表面剥离，并向头侧打开上外侧软骨和鼻中隔的连接处（软骨性中鼻拱），向下剥离腔隙，深约 10.00 mm，再向尾侧剥离至鼻中隔尾侧缘。

b. 鼻小柱基底处理：锐性分离鼻中隔尾侧缘和后角，钝性分离或部分横断降鼻中隔肌和口轮匝肌，并用剥离子钝性剥离，显露骨性鼻棘至骨膜下腔隙，充分松解鼻小柱基底区域，减小鼻小柱基底区域软组织的张力，增加软组织的弹性，制备适合软骨移植物植入腔隙。

c. 术前美学设计方案和手术目的：采用自体肋软骨制备的结构支架，一般为 2 个薄片状中隔扩展延伸移植物加 1 个固定式底部带凹槽的鼻小柱支撑移植物，卡在骨性鼻棘上。同时将已经完全松解的下外侧软骨提拉起来固定到新软骨框架上，再将下外侧软骨脚底板区、鼻小柱基底、上唇上提，形成有弧度的鼻小柱上唇角。6-0# 尼龙线固定外侧脚盖板移植物来增加外侧脚的强度，以改善轻、中度鼻翼缘退缩。非解剖型修饰性软骨来源的帽状移植物缝合固定在新的中间脚穹窿上方，形成鼻尖表现点，并覆盖肋软骨，以增加鼻尖圆润度。根据新鼻尖高度和鼻根点之间的落差，雕刻适当厚度的硅胶假体填充鼻背，假体下端用5-0#尼龙线固定至鼻中隔背侧尾端。

d. 粒肋软骨制备：收集余下的软骨，包括术中切除的软骨（耳软骨、鼻中隔软骨、肋软骨碎屑），由助手用23号刀片切成0.50~1.00 mm的软骨颗粒，混合患者的少量血液后，将其移至切掉前端针乳头的1 mL注射器内。

e. 鼻翼基底填充：于鼻翼旁基底对应的鼻孔内触及梨状孔边缘，在鼻孔外侧壁沿梨状孔边缘于前庭内皮肤上做长约5.00 mm的切口，用骨膜剥离子在骨膜下梨状孔周边1.5 cm的弧形范围行广泛剥离，将梨状孔周围的鼻翼基底软组织充分游离并抬起鼻翼基底软组织，形成一定的腔隙，再将制备的软骨颗粒1~2 mL注射到此腔隙内，6-0#可吸收线缝合切口，6-0#尼龙线关闭鼻小柱切口；术后鼻背用3 M胶布适当包扎，铝夹板外固定2~3 d。鼻翼基底用弹力胶带交叉固定，防止软骨颗粒移位。术后常规预防感染，7 d拆线。

第三节　面下部

一、唇部塑形

（一）概述

口唇部（包括人中嵴）是下1/3面部最重要的美学单位，丰满的口唇普遍被认为更有女人味，许多年轻患者想通过口唇注射填充治疗来使口唇更加丰满，通常要对唇红部、唇红缘（唇线）和人中嵴进行联合注射，来达到理想的形态。

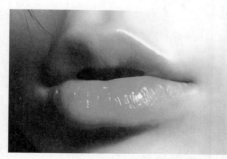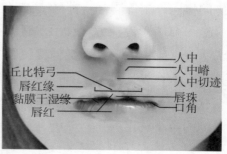

图5-29　唇部美学形态和解剖标志

1. 唇部的表面解剖与美学口唇是位于鼻基部与颏唇沟之间的软组织，被横行走向的口裂分为上唇和下唇；上、下唇缘相交之夹角称口角，其正常位置约为尖牙与第1前磨牙相邻处，两口角间距与两角膜内侧间距应相等；上、下唇在口角处的皮肤和黏膜相互移行形成的皮肤黏膜称唇联合，张口时清楚可见，为容易撕裂之处。

在上、下唇缘，显露于外表的皮肤与黏膜移行部呈红色的横带区称唇红部。其与皮肤相交处的清晰边缘称唇红缘，唇红缘为人类所特有，是显示上、下唇厚薄的重要标志之一，具有重要的审美价值；上唇的唇红缘中部呈微上凸的"M"形优美弓状曲线，称唇弓，亦称"丘比特弓"，唇弓于中线两侧的最高点称唇峰，由唇峰向上达鼻小柱两侧的纵向隆起称人中嵴，两侧人中嵴之间的纵沟称人中，是面部中线的标志，也为人类所特有。

上唇正中线上的唇红部呈向前下的珠状凸起，称唇珠或上唇结节，这给上唇增添了立体美感。唇珠上方的唇弓呈略向下凸的凹陷状称人中切迹，切迹在中线上的最低点称人中点。唇珠基底两侧的唇红部呈现前后走向的浅沟称唇珠旁沟，这使唇珠显得更为突出而丰满。

对口唇的审美观，常随时代的潮流而改变，是厚唇美还是薄唇美，是崇尚大口形还是追求樱桃小口，众说纷纭，以下是目前较认可的优美唇形的标准。

（1）上唇高度指鼻底至唇峰的距离，我国成年人上唇高度多为13～22 mm之间。

①低上唇：< 12 mm；

②中等唇：12～19 mm；

③高上唇：> 19 mm。

（2）唇的厚度指上、下唇轻闭时，上、下唇红部的厚度，根据上下唇的平均厚度，大致可分为4类。

①薄唇：厚度< 4 mm；

②中等唇：厚度为5～8 mm；

③厚唇：厚度为9～12 mm；

④厚凸唇：厚度> 12 mm。

由于上、下唇的厚度不完全一致，而且下唇通常比上唇厚，上、下唇厚度的比例约为2:3（近似0.618）最为美观和谐，亚洲女性美唇标准值为上红唇8.2 mm，下红唇9.1 mm，男性则比女性稍厚2～3 mm。嘴唇厚度会随着年龄而变化，在 25 岁以后，特别是 40 岁以后，唇厚度可明显变薄。另外，唇的厚度在人种方面的差别也颇为明显，非洲人嘴唇最厚，北欧人与北亚人嘴唇则较薄。同时，唇的厚度与鼻形也存在一定的关系，一般薄唇或中等厚唇常常与狭鼻形相关，而厚唇人则多长着阔鼻形。

（3）口裂宽度大约相当于在两眼平视时两瞳孔向下延伸的垂线上，通常可分为 3 类。

①窄型：< 35 mm，即所谓的"樱桃小口"，是女性较美的一种口形；

②中等型：36～45 mm，多数男女的口裂属此型；

③宽型：46～55 mm，俗称"大嘴巴"，口裂接近或超过外眦垂直线，对美观会有一定的影响，但也往往能体现出人物显著的个性。

以亚洲人的美学标准，唇的凸度要与鼻和下颌协调，应与 Ricketts 平面基本相切。

2. 唇部软组织的层次解剖唇部的软组织由浅入深是皮肤、皮下组织（浅筋膜）、肌层、黏膜下层和黏膜层。

皮肤除唇红部以外，其他处皮肤均较厚，借结缔组织束与浅筋膜和表情肌紧密结合，故皮肤不易移动，也很难分离。皮肤富于血管、皮脂腺、汗腺和毛囊等，故易发生急性感染和疖肿，当外伤破裂时，伤口容易裂开和出血，但也容易愈合。老年患者可以表现为较严重的组织萎缩，使其口唇看上去更加干瘪。

（二）治疗方法

1. 注射材料：透明质酸

前文已介绍。

2. 术前麻醉

唇部注射痛感极为明显，术前除使用 5% 利多卡因软膏表面敷贴 30～40 min 外，最好能同时联合眶下孔和颏孔阻滞麻醉，在上、下唇系带及尖牙附近唇龈沟黏膜下注射少量局麻药，可更好地减少疼痛感（图 5-30）。

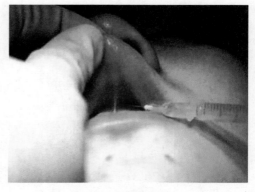

图 5-30　上唇系带处局部加强麻醉

3.注射示意图及注射方法

（1）唇红缘：沿唇红缘行连续线状注射法注射极少量填充剂，即可使唇缘轮廓变得更为明显，以大大增加唇的质感；人中不明显的患者（如唇裂修复后的患者）也可通过这种注射来调整人中外形轮廓。

（2）唇珠：于唇红缘或黏膜干湿缘进针，行点状或小扇形注射，至唇珠微凸起，抽针后提捏塑形至唇珠轮廓满意。

（3）唇红部：于口角唇红缘或黏膜干湿缘进针，行扇形注射使唇红部微隆，抽针塑形后，可在稍内侧黏膜干湿缘进针补充注射，以形成"丘比特弓"的优美曲线，下唇的注射方法与上唇基本相同（图5-31、图5-32、图5-33、图5-34）。

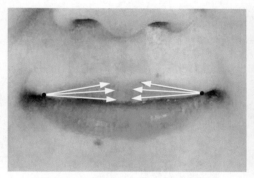

图5-31　唇红缘填充注射示意图

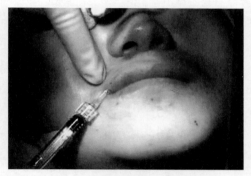

图5-32　唇红缘填充注射操作

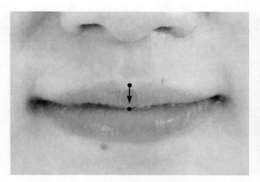

图5-33　唇珠的填充注射示意图

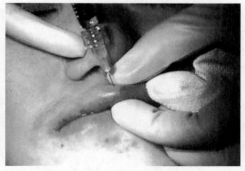

图5-34　唇珠的填充注射操作

注：从唇红缘进针患者相对痛感要小，故采用相对较多，而从黏膜干湿缘进针，则有利于形成唇的微外翻形态，对于较薄的唇更为适宜，在临床上

应根据患者的自身条件与要求，以及注射者的个人操作习惯来灵活选择。

（4）口角：可在口角稍下方皮下行少量点状注射，能够增加患者的亲切感。

4. 注射剂量

上、下唇注射总量1～2 mL。

5. 注意事项

（1）唇部注射时，要注意量的把握与分布，要中间多、两边少，可人为地给唇部进行分区，以指导注射，避免盲目操作。这种分区并非要画在患者的唇上（唇部面积有限，画了过多的线条反而会影响注射时的形态判断），而是术者应胸有成竹，注射前能在心中有一个分区概念，从而对各部位进行合理剂量的注射。

（2）术前的病史询问中，应注意是否存在单纯疱疹病毒感染史。如果有相关病史，应在术前、术后应用阿昔洛韦等抗病毒药物，以防止感染复发。

（3）黏膜下层组织与皮下组织不同，任何填充材料都必须能够均匀地渗透到细胞间的基质中，才能避免表面可见或可触的结节，故应注射得更为均匀散布。

（4）填充注射后一周，进食尽量不要碰到嘴唇，避免进食过冷或过热食物，从而使透明质酸或胶原蛋白流失加快。

6. 常见的不良反应及对策

（1）单纯疱疹：局部涂抹抗病毒软膏，严重时可全身抗病毒治疗。

（2）局部疼痛，皮肤苍白：有可能注射入血管，应立即停止注射，局部按摩或热敷，可口服阿司匹林至症状缓解，每日复查随访，5日后每周随访1次至症状消失，其间禁止再行注射填充。

（3）肿胀和皮肤青紫：一般1周内可自行消退。

7. 参考案例

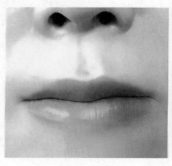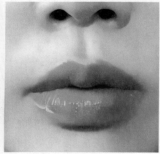

图5-35　唇部填充注射前后

二、颏塑形

（一）概述

颏部位于面下部，其上部通过颏唇沟与下唇皮肤相延续，下为颏下点，也是整个面部的最低点，左右两侧皮肤与颊部相延续形成唇颊部。

下唇、颏唇沟和颏构成颏唇复合体，决定着颏的轮廓。下唇突出，颏唇沟处向内凹陷，从而衬托出微向前翘起的颏部。

不同种族的人颏凸度有显著差别，具有鲜明的种族特征。从侧面观，白种人的面中部多较平直，颏部也比较前突或垂直；黄种人颏部多为垂直或轻度后缩；黑种人的颏凸度不足，多为后缩型，由于黑种人的上颌多较前突，所以颏部后缩更加明显。

中国男性的颏凸度大于女性，颏的位置男女分别向前13 mm和7 mm，这样才可显示出一个和谐但微微凸起、轮廓清晰的颏部，男性的颏唇沟也较女性深，因而外观轮廓更为明显。中国女性大多喜欢下缘稍尖、微向前凸的颏部外形。

（二）治疗方法

1. 注射材料：透明质酸、再生材料

2. 术前标记及麻醉

术前使用5%利多卡因软膏表面敷贴30～40 min，另可在颏孔行阻滞麻醉。

3. 术前标记及定位

根据患者的要求（前凸、加长、加尖等），绘出注射范围，并决定重点注射区域及注射中心点，注射范围两边延伸应在颏孔内侧（图5-36）。

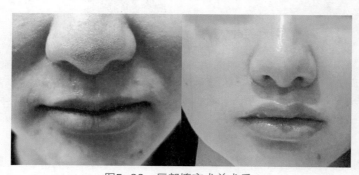

图5-36 唇部填充术前术后

4. 注射方法

单点中央锥形注射法适用于基础条件较好，仅需略微加高，或要求下颏尖塑形的患者。

在注射中心点处垂直进针直至骨膜上，先行单点或小扇形的锥形注射，再逐渐倒退注射至皮下，至形成一个满意高度的下颏尖凸起（图5-37）。

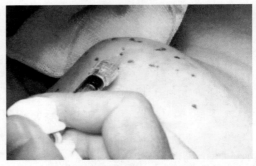

图5-37　从骨膜上填充合适的下颏尖

多点多平面注射法适用于大多数情况下的下颌填充塑形，尤其是伴有下颌骨性发育不良而导致凹陷的患者，一定要行多平面注射法，以形成立体的支撑结构。

（1）下颏基底注射：在注射区域边缘一侧或左右两侧进针，于骨膜上行扇形注射，加高下颏基底高度。

（2）下颏尖注射：略向内设新的注射点，行皮下浅层注射，注射同时注意提捏塑形，按患者不同要求，形成不同的颏尖形态。亦可从颏唇沟或略下方位置进针，对颏尖行皮下补充注射，可有利于形成微前凸的颏尖外观（图5-38）。

（3）边缘过渡区域的修饰：按压塑形使注射后的下颌线条更接近术前设计标准，见线条不连贯之处，可根据情况在皮下进行少量注射补充，边塑形边反复少量追加注射，至外形满意为止（图5-39）。

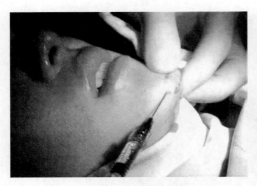

图5-38　颏尖皮下注射

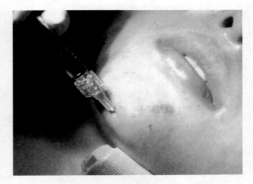

图5-39　边缘过渡区域皮下注射

术后用弹性胶布对注射区固定，可有效减轻术后的肿胀以及填充物的移位和变形。

5. 注射剂量：

1～3 mL。

6. 注意事项

（1）尽量深部注射，以获得一个更为稳定的下颌结构。

（2）仅仅是对下颏尖进行少量微调塑形，以使其外形更加尖锐小巧的患者，可只在皮下做少量注射。

（3）由于审美观的不同，在大致形态出来后，应不断与患者沟通调整形态，以达到双方最满意的效果。

（4）过于严重的下颌后缩，单凭填充剂注射难以达到符合美学标准的程度，且患者要求较高的情况下，应推荐手术行假体植入治疗。

（5）可同时对颏肌行肉毒素注射，不仅有利于外观的调节，也能预防因颏肌过多地收缩而引起的填充物移位和变形。

7. 常见的不良反应及对策

（1）局部异常凸起：常可见颏部异常凸起，下颏区与周围衔接较差，缺少柔和的弧线过渡，常伴局部皮肤变薄，表面红肿，触之有硬结，多因浅层（皮下组织）注射过多填充物引起，要牢记在浅层注射时剂量不能过多，在注射较大量的填充剂时，要尽量注射在深部（骨膜上），若注射物为永久材料，应尽快手术取出，以免因皮肤张力过大，局部压迫而造成其他并发症，若注射物为透明质酸，可使用透明质酸溶解酶局部注射治疗。

（2）形态不佳或左右不对称：可能与注射时的左右侧剂量未掌握好有关，也可能与术后早期未良好固定填充物有关，1周内可通过按捏塑形进行矫正，超过2周后难以塑形时，可注射追加少量的填充剂来进行调整。

8. 参考案例

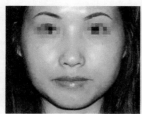
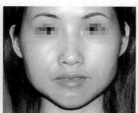
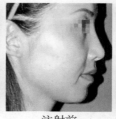
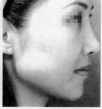

注射前　　　　　　注射后　　　　　　注射前　　　　　　注射后

　　　　正面　　　　　　　　　　　　　侧面

图5-40　颏部填充注射前后

三、自体颗粒脂肪注射隆乳术

（一）概述

自体颗粒脂肪注射隆乳术有着来源丰富、取材方便、移植及术后处理方法简单，术后并发症相对较少，组织相容性明显优于人工组织替代品和异体异种材料，无免疫排斥现象，长期效果稳定、手感真实等诸多优点。

但相对于面部的自体脂肪填充，自体脂肪隆乳仍是较有争议的手术方法，因其填充量大，相对脂肪存活率低，若移植方法不当，术后易出现纤维结节、钙化、脂肪液化、感染、囊性样变、结节状干酪样坏死和脂肪瘤等并发症，在临床上给乳腺所患其他疾病的鉴别带来难度。含钙化脂性囊肿可与多发性纤维瘤混淆，对乳腺癌的早期鉴别诊断也会有着很大的影响。

随着观念的改变，越来越多的女性对手术已不再有恐惧感，加上目前硅胶假体的质量越来越好，越来越安全可靠，手感形态有着越来越多的选择对于过于扁平的胸部，自体脂肪的塑形功能确实不及使用假体美观坚挺，因此大部分女性更倾向于选择使用假体隆乳术。

以上种种因素都限制自体脂肪注射隆乳术在临床上的广泛应用。不过，对于假体隆乳术仍有恐惧感、不接受异物植入、乳房基础较好、皮肤无明显松弛，仅需在形态上稍作一些调整和改善，或有着既想瘦身又想丰胸的双重需求的女性，自体脂肪隆乳术也是一个相当不错的选择。

医师在行注射手术时，保持慎重态度，把握好适应证，严格按照标准流程进行操作，遵守少量多次的原则，就能尽可能地减少并发症的发生概率。

在行自体脂肪注射隆乳术前，有条件的地方最好能行X线钼靶摄影，以便于术后对比，乳腺癌家族史者慎行此手术。

（二）治疗方法

1. 术前设计

术前使用四分法或九分法对乳房进行分区（图5-41），然后根据乳房形态的调整要求，大致估计每个分区的注射剂量，能使双侧的注射总量及注射分布更为均等，使术后双乳更为匀称美观。

术前测量，估算左右两侧的脂肪填充剂量（图5-42）。

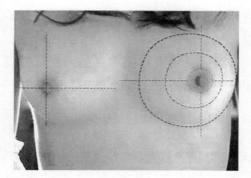

图5-41　乳房四分法（右乳）与九分法（左乳）

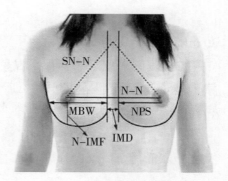

图5-42　乳房术前测量项目

2.注射层次

胸大肌下间隙、乳腺后间隙、皮下，也可少量点状注射于胸大肌肉、乳腺小叶间。由于注射量较大，一定要多层次、多部位注射，让脂肪颗粒尽量散在分布。

（1）乳腺后间隙：乳腺后间隙是首选的注射移植部位，因其前壁为乳腺、后壁为胸大肌筋膜，有许多血管神经穿过，血运丰富，有利于移植脂肪细胞的存留、成活、分化、增殖，避免或减少并发症的发生。

（2）胸大肌下：胸大肌下血运丰富，脂肪较容易存活，也是一个合适注射的层次，但是其位置较深，要注射较多的量才能显出填充效果，一般作为乳腺后间隙填充补充。

（3）皮下：皮下也是可选的注射腔隙，但是容易形成结节，使乳房表面高低不平，因此多数情况下仅在最后塑形调整时少量注射。

3.进针点

注射进针点可以选择乳房下皱装襞或腋前线，可根据个人不同的习惯来进行选择。对于初学者来说，经乳房下皱襞点容易掌握注射层次，操作更为便利，故用得最多。腋前线注射点则可作为对乳房上部注射不足的补充。

4.肿胀液的注射

脂肪前，注射少量肿胀液，可起到腔隙分离与止血的作用。

（1）在乳头中线稍外侧的下皱襞第6肋骨处的皮肤处选择注射点，利多卡因浸润麻醉后，用直径约1 mm的大针头垂直刺入皮肤直至肋骨，因有肋骨阻挡，可不必担心针头穿入胸腔，然后左手提捏下皱襞处的皮肤与肌肉，右手持针，针尖微向上，贴肋骨水平前进，进入一个较为疏松的腔隙，即可形成入胸大肌下的隧道口，然后更换钝针，在胸大肌后扇形注射肿胀液20～30 mL。

（2）刺破真皮后，提捏下皱襞皮肤与腺体，将大针头水平进入一疏松腔隙，即可形成乳腺下隧道口，然后更换钝针，在胸大肌后扇形注射肿胀液30～40 mL。

（3）最后紧贴皮下注射肿胀液20～30 mL。

5. 注射剂量：单侧总量50～120 mL

6. 操作要领及注意事项

（1）等待10～20 min，肿胀液扩散，用尖刀片在肿胀液注射点将切口扩大到2 mm，然后插入移植针进入相应的注射层次。

（2）注射顺序及相对注射量：①胸大肌下（20%～40%）；②乳腺下（60%～70%）；③皮下（10%～15%）。

（3）为扇形多平面注射，在注射的过程中可调整出脂孔朝向，以使脂肪更均匀分布。

（4）注射过程中和注射后，应轻柔按摩乳房，以利于移植脂肪颗粒均匀分布，防止硬结产生。

（5）按摩塑形完毕后，用5-0#尼龙线缝合切口，以弹力宽胶布在乳房表面贴附固定塑形，垫上棉垫后绷带适当加压固定2～3 d，1周内尽量防止其运动及变形。

（6）术后3 d内予以常规抗生素预防感染。

（7）术后7 d拆线，1个月内不佩戴有钢圈的内衣。

（8）需要行2次注射者，应间隔3个月以上。

7. 常见并发症处理

（1）硬结及钙化：对行自体脂肪颗粒移植隆乳术后，乳房并发硬结和钙化灶的患者，因无明显不适症状，可不予特殊处理，建议继续临床观察。

（2）脂肪液化或感染：应立即手术穿刺抽出液化脂肪或切开排脓，用稀释后的庆大霉素注射液冲洗至少3遍，然后行负压引流，术后全身应用广谱抗生素，积极抗感染治疗7～15 d至痊愈。

（3）结节状干酪样坏死、囊性样变和脂肪瘤：建议行手术切除病灶。

（4）严重的凹陷或不对称：并发症处理后，可能造成较为严重的凹陷或双侧乳房明显不对称，可在半年后再次注射脂肪，也可行假体隆乳术。

8.参考案例

患者右乳发育不良，双乳外观明显不对称，右乳注射自体颗粒脂肪120 mL，以左乳为对比，可明显观察到颗粒脂肪注射后的变化。

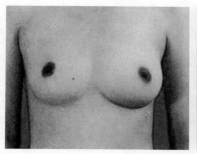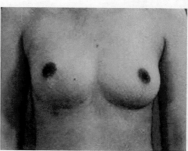

图5-43　术前

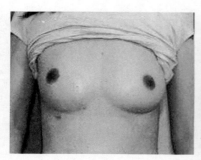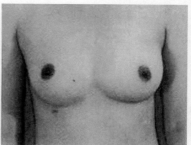

图5-44　术后

参考文献

[1] 王炜. 整形外科学 [M]. 杭州：浙江科学技术出版社，1999.

[2] 张若冰. 注射美容与整形 [M]. 北京：新时代出版社，2001.

[3] 周存才，杨晓惠. 注射美容术 [M]. 沈阳：辽宁科学技术出版社，2006.

[4] 汤晓芙，王萌椿. 肉毒毒素临床治疗手册 [M]. 北京：人民卫生出版社，2005.

[5] 于江. 美容医学造型 [M]. 北京：人民卫生出版社，2010.

[6] 于江. 美容医学造型艺术实用教程 [M]. 北京：人民卫生出版社，2010.

[7] 朱汉章. 针刀医学原理 [M]. 北京：人民卫生出版社，2002.

[8] 李福耀. 医学美容解剖学 [M]. 北京：人民卫生出版社，1999.

[9] 王海平. 面部分区解剖图谱：手术原理与整形实践 [M]. 沈阳：辽宁科学技术出版社，2011.

[10] 孙增勤. 医学整形美容麻醉 [M]. 北京：科学技术文献出版社，2009.

[11] 顾其胜，蒋丽霞. 胶原蛋白与临床医学 [M]. 上海：第二军医大学出版社，2003.

[12] 郑东学，现代韩国鼻整形术 [M]. 尹蔚民，译. 沈阳：辽宁科学技术出版社，2005.

[13] 曹醉梦. 艺用造型解剖学 [M]. 沈阳：辽宁美术出版社，2006.

[14] 柳大烈，查元坤. 现代美容外科学 [M]. 北京：人民军医出版社，2007.

[15] 老子. 图解道德经 [M]. 沈阳：万卷出版有限责任公司，2009.

[16] 孙武，孙子兵法 [M]. 北京：中国画报出版社，2012.

[17] 罗炳良. 墨子解说 [M]. 北京：华夏出版社，2007.

[18] Alastir Carruthers, Jean Canuthers. 肉毒毒素与医学美容 [M]. 王萌椿，译. 北京：人民军医出版社，2007.

[19] Jack P. Gunter, Rod J. Rohrich, William P. Adams. Jr. 达拉斯鼻整形术 [M]. 2版. 李战强，译. 北京：人民卫生出版社，2009.

[20] Susan Standring. 格氏解剖学 [M]. 39版. 徐群渊，译. 北京：北京大学医学出版社，2008.

[21] R. Odderson. 肉毒毒素注射指南 [M]. 李铁山，译. 北京：北京大学医学出版社，2009.

[22] Frank H. Netter. 奈特人体解剖彩色图谱 [M]. 3版. 王怀经，译. 北京：人民卫生出版社，2005.

[23] Steven R. Cohen, Trevor M. Born. 注射填充颜面美容 [M]. 谷廷敏，杨蓉娅，译. 北京：北京大学医学出版社，2011.

[24] Wayne F. Larrabee, Kathleen H. Makielski, Jenifer L. Henderson. 面部外科解剖图解 [M]. 2版. 王原路，译. 广州：广东科技出版社，2006.

［25］Mauricio de Maio，Berthold Rzany. 肉毒杆菌毒素美容［M］. 刘玮，译. 北京：人民卫生出版社，2011.

［26］孙宝珊，金蓉，张艳，等. 东方人上睑的美学特点及自体脂肪注射治疗上睑凹陷［J］. 组织工程与重建外科杂志，2007，3（5）：284-286，299.

［27］梁伟中，赵作钧，吴军玲，等. 眶隔脂肪在轻度上睑畸形修复中的应用［J］. 中国美容医学，2010，19（3）：418-418.

［28］郑丹宁，谢芸，李青峰. 面部脂肪移植并发症的预防［J］. 中国美容医学，2007，16（4）：574-576.

［29］沈干. 面部自体脂肪注射：是否安全的操作［J］. 实用美容整形外科杂志，1999，10（03）：167.

［30］赵坤，梁杰，彭智. 提高自体颗粒脂肪移植成活率的基础研究及临床进展［J］. 中国实用医药，2010，5（5）：238-240.

［31］穆大力，栾杰. 影响移植自体脂肪颗粒存活率因素的研究进展［J］. 中华医学美学美容杂志，2006，12（4）：249-250.

［32］曹孟君，朱斌，莫建民，等. 脂肪抽吸技术历史回顾和相关器械的演变［J］. 实用美容整形外科杂志，2002，13（4）：174-175.

［33］田志强，杨大平. 脂肪移植的最新研究进展［J］. 中国美容医学，2010，19（2）：298-301.

［34］毛庆龙，殷国前，陈石海. 注射移植自体脂肪颗粒整复面部凹陷84例［J］. 广西医学，2007，29（4）：571-572.

［35］尚莉伽，王江允. 自体颗粒脂肪移植术92例经验总结［J］. 中国美容医学，2006，15（3）：274-275.

［36］陈阳，宋良萍. 自体脂肪颗粒移植隆乳并发症原因分析及预防（附40例报告)［J］. 福建医药杂志，2007，29（5）：71-73.

［37］袁玉坤，任天平，高谢辉，等. 自体脂肪颗粒移植隆乳新体会［J］. 中国美容医学，2008，17（2）：279-280.

［38］屈平安，卢丽艳. 自体脂肪颗粒移植隆下颏20例体会［J］. 中国美容医学，2006，15（10）：1165-1166.

［39］刘友山，徐靖宏. 自体脂肪移植中脂肪组织提取及体外处理的进展［J］. 中国美容医学，2007，16（12）：1756-1758.

［40］王万枝. 44例眼内出血临床治疗观察［J］. 中国农村医学杂志，2011，09（1）：34-35.

［41］Menon H，Thomas M，D'J，et al. Low dose of Hyaluronidase to treat over correction by HA filler-A Case Report.［J］. Journal of Plastic，Reconstructive & Aesthetic Surgery，2010，63（4）.